W0209159

Chris Jaenicke

Die Suche nach Bezogenheit

Jaenicke untersucht, wie psychotherapeutische Interventionen in ihrer Intersubjektivität verstanden werden können. Denn die emotionalen Welten beider Beteiligter spielen eine konstitutive Rolle, sowohl beim Erfolg wie auch bei krisenhaften Momenten im therapeutischen Prozess.

Die Interaktion unterschiedlich organisierter subjektiver Welten in der Psychotherapie zeigt, wie eng Schwäche und Stärke, Heilung und Scheitern in jedem psychotherapeutischen Prozess miteinander verwoben sind. Auf der Ebene der wechselseitigen Begegnung hat der Prozess der Veränderung damit zu tun, wie die idiosynkratischen Stärken und Mängel beider Beteiligter miteinander verstrickt und im Durcharbeitungsprozess schließlich bearbeitet werden. Während ein asymmetrisches Setting aufrechterhalten und das Augenmerk in unserer Arbeit auf den Patienten gerichtet bleibt, wird jeglicher Veränderungsprozess als eine Systemveränderung verstanden.

Zwei detaillierte Falldarstellungen und ein Supervisionsbeispiel veranschaulichen die Radikalität intersubjektiven Denkens und Fühlens.

Der Autor:

Chris Jaenicke, Dipl.-Psych., Psychoanalytiker in eigener Praxis, Lehranalytiker, Supervisor und Dozent der Arbeitsgemeinschaft für Psychoanalyse und Psychotherapie in Berlin. Forschungsschwerpunkte: Intersubjektivitätstheorie und Selbstpsychologie. Redakteur der Fachzeitschrift *Selbstpsychologie* bei Brandes & Apsel. Buchpublikationen: *Das Risiko der Verbundenheit* (2006) und *Veränderung in der Psychoanalyse* (2010).

Chris Jaenicke

Die Suche nach Bezogenheit

Eine intersubjektiv-systemische Sicht

Aus dem Amerikanischen übersetzt
von Elisabeth Vorspohl

Brandes & Apsel

Auf Wunsch informieren wir Sie regelmäßig über Neuerscheinungen in dem Bereich Psychoanalyse/Psychotherapie – Globalisierung/ Politisches Sachbuch/Afrika – Interkulturelles Sachbuch – Sachbücher/ Wissenschaft – Literatur.

Bitte senden Sie uns dafür eine E-Mail an *info@brandes-apsel.de* mit Ihrem entsprechenden Interessenschwerpunkt.

Gerne können Sie uns auch Ihre Postadresse übermitteln, wenn Sie die Zusendung unserer Prospekte wünschen.

Außerdem finden Sie unser Gesamtverzeichnis mit aktuellen Informationen im Internet unter: *www.brandes-apsel-verlag.de* und unsere E-Books und E-Journals unter: *www.brandes-apsel.de*

1. Auflage 2014
© Brandes & Apsel Verlag GmbH, Frankfurt a. M.
Alle Rechte vorbehalten, insbesondere das Recht der Vervielfältigung und Verbreitung sowie der Übersetzung, Mikroverfilmung, Einspeicherung und Verarbeitung in elektronischen oder optischen Systemen, der öffentlichen Wiedergabe durch Hörfunk-, Fernsehsendungen und Multimedia sowie der Bereithaltung in einer Online-Datenbank oder im Internet zur Nutzung durch Dritte.
Umschlag und DTP: Felicitas Müller, Brandes & Apsel Verlag, Frankfurt a. M. unter Verwendung von: Edward Hopper (1882-1967), *High Noon*, 1949, Öl auf Leinwand (69,9 x 100,3 cm), © The Dayton Art Institute. Mit freundlicher Genehmigung.
Druck: STEGA TISAK d.o.o., Printed in Croatia
Gedruckt auf einem nach den Richtlinien des Forest Stewardship Council (FSC) zertifizierten, säurefreien, alterungsbeständigen und chlorfrei gebleichten Papier.

Bibliografische Information der Deutschen Nationalbibliothek:
Die Deutsche Nationalbibliothek verzeichnet diese Publikation in der Deutschen Nationalbibliografie; detaillierte bibliografische Daten sind im Internet über www.ddb.de abrufbar.

ISBN 978-3-95558-069-8

Inhalt

Für meine Frau, Hilla Jaenicke

1. Kapitel

Prämissen: Gedanken zu Erfolg, Scheitern und Heilung in der Psychoanalyse

I am hanging in the balance
of the reality of Man,
like every sparrow fallen
like every grain of sand.

Bob Dylan

Behind everything beautiful
there's some kind of pain.

Bob Dylan

Ich schreie. Ich schreie, so laut ich kann, aber nichts ist zu hören. Ich brülle, brülle so laut, dass meine Halssehnen hervortreten. Trotzdem bringe ich nicht mehr als ein gequältes Krächzen heraus: »Es ist nicht die perfekte Heilung, die mir für meine Patienten vorschwebt!« Der Mann, zu dem ich spreche, gibt keine Antwort. In einem letzten Versuch, ihn zu erreichen, wispere ich: »Halten Sie das, was ich tue, für Faschismus?« Der Mann reckt sein kantiges Kinn in die Höhe, blickt aus seinen Adleraugen auf mich herab und sagt: »Ja, Faschismus.«

Das ist ein Traum, den ich vor nicht allzu langer Zeit hatte. Ein Traum, den ich mit verschiedenen Szenarien schon oft geträumt habe – wutentbranntes, stummes Schreien. Atwood (2012) schreibt: »Träume sind autobiographische Mikrokosmen, die das subjektive Leben des Träumers symbolisieren« (S. 90). »Sie erfassen etwas, das im bewussten Leben unvollständig bleibt. Eindrücke, Gefühle, Erinnerungen, Gedanken – alle in einem Strudel vereint, nicht ausgearbeitet, kaum verknüpft, nicht zu Ende gedacht: Das ist der Stoff der Träume [...], unserer Bemühungen, subjektive Spannungen zu lösen« (S. 97). In meinem Traum wird dadurch eine so hohe Spannung erzeugt, dass ich mich nicht vernehmbar machen kann. Warum also noch ein Buch schreiben? Nach Erscheinen der ersten beiden wartete ich gespannt auf Reaktionen. Als sie kamen – und viele von ihnen waren positiv –, versetzten sie mich in ein Hochgefühl. Doch es erwies sich als Buschfeuer, das nach kurzem Auflodern wieder erlischt. Und da begriff ich endlich, dass die Löcher, die ich in mir herumtrage, nicht geschlossen werden können. Ich fühlte mich ausgeraubt, entleert, entblößt, unwiderruflich beschädigt. Und doch auch erleichtert. Aber es ist etwas unerledigt geblieben, nämlich die Frage: Was ist Heilung? Werden wir geheilt, heilen wir? Nach Encounter-Gruppen, transaktionaler Analyse, Gestalt- und Körpertherapie, nach psychoanalytischer Ausbildung, körpertherapeutischer Ausbildung und vier Analysen bin ich nicht geheilt. Mir geht es besser, ich habe mich verändert. Ich habe professionelle Erfahrungen gesammelt und eine gewisse Kompetenz erworben. Ich habe meine Ängste insoweit überwunden, als ich nun weiß, wie groß sie waren. Ich fühle mich noch immer klein. Meine Stärke besteht aus dem, was mir geblieben ist, und dazu zählt meine Neugier. Mithin ist die Neugier die Antriebskraft einer inneren Spannung, die beim Schreiben vorübergehend nachlässt (Atwood 2012). Kreativität verspricht einen Ausweg aus dem Gefühl, zu sein, und dem gleichzeitigen Gefühl, nicht zu sein. Was passiert in einer Psychotherapie, und was heilt? Wie definieren wir Erfolg und Scheitern? Davon handelt dieses Buch. Ich setze meine Suche fort. Antworten? Wir werden sehen. *It's only Rock 'n' Roll*, hieß es bei den Rolling Stones, und in meinem Fall: Es ist nur Psychoanalyse, aber mir gefällt sie.

Vor einer Weile nahmen wir Analytiker an, dass eine Psychotherapie erst wirksam sein könne, wenn die Übertragung des Patienten voll erblüht sei. In der Frühzeit der Psychoanalyse glaubte man, dass eine Voraussetzung für die Reifung dieser therapeutischen Früchte darin bestehe, die Subjektivität des Therapeuten aus dem Behandlungszimmer zu verbannen. Heute wissen wir, dass – zumindest – das System Patient-Therapeut Entwicklungsmöglichkeiten finden muss, damit wir die Chance haben, die Komplexität eines menschlichen Lebens und das Veränderungspotential, das dieses System bereithält, zu erfassen. In New York kam einmal einer meiner Kollegen völlig verstört aus einer Sitzung und sagte: »Gott sei Dank ist es nur die Übertragung, ansonsten wüsste ich nicht, wie ich mit dieser Person umgehen sollte.« In meinem Buch *Das Risiko der Verbundenheit – Intersubjektivitätstheorie in der Praxis* (Jaenicke 2006b) habe ich beschrieben, weshalb sich Analytiker an die Konzepte der Neutralität und Objektivität geklammert und den Mythos genährt haben, dass der psychotherapeutische Prozess von ihrer Subjektivität unberührt bleibe. Auf einer phänomenologischen Diskursebene können wir das Bedürfnis, unser Gefühl der Abgegrenztheit zu schützen, zwar verstehen, doch auf der Erklärungsebene besteht mittlerweile kein Zweifel mehr daran, dass die therapeutische Dyade als System in ein Systemnetzwerk eingeflochten ist und dessen Einflüssen unterliegt (Coburn 2009; Boston Change Process Study Group 2010). In *Veränderung in der Psychoanalyse* (Jaenicke 2010) habe ich erläutert, dass ein therapeutischer Prozess als Bestandteil eines Systems nur dann voranschreiten kann, wenn sich beide Beteiligte verändern. In diesem Buch versuche ich zu erklären, dass unser Verständnis der Patient-Analytiker-Dyade als System unsere Konzeptualisierung der therapeutischen Wirkung und der Heilung erweitern und vertiefen kann. Darüber hinaus behaupte ich, dass wir eine neue Perspektive auf das Scheitern entwickeln müssen, um Heilung konzeptualisieren zu können. Ich werde erklären, weshalb Scheitern und Leiden als inhärente Bestandteile unserer Subjektivität wertvolle Erfahrungen sind, um ein Miteinander zu erlernen. Detaillierte klinische Untersuchungen von Interaktionen unterschiedlich organisierter subjektiver Welten haben uns gezeigt, wie eng Schwäche und Stärke in allen psychotherapeutischen Prozessen miteinander verwoben sind. Die Verhandlung der Einschränkungen und des Scheiterns beider Beteiligter ist für das Verständnis therapeutischer Prozesse zentral. Manchmal führen unsere Stärken zum Scheitern, während sich unsere Begrenzungen als hilfreich erweisen. Auf der bi-direktionalen Ebene der Begegnung wird ein Prozess der Heilung davon abhängen, wie sich die idiosynkratischen Stärken und Schwächen von Patient und Therapeut verwickeln und anschließend in dem Durcharbeitungsprozess behandelt werden können. Während diese Vorgänge die stillschweigende Basis unseres Verständnisses des therapeutischen Prozesses sind, wird das asymmetrische Setting aufrechterhalten. Der Fokus unserer Arbeit ist der Patient.

In meinen Schriften habe ich erläutert, wie sich unsere Subjektivität mit unseren theoretischen Präferenzen und mit unserer klinischen Arbeit verflicht. Damit hängt ein weiteres Ziel zusammen, nämlich zu zeigen, wie meine Subjektivität in die *Art*, wie ich schreibe, einfließt. Deshalb habe ich zu Beginn einen Traum geschildert, der den Rahmen meiner Fragen abgeben soll und dessen Bedeutungen sich, wenn alles gutgeht, im Prozess des Schreibens entfalten werden.

Ich hoffe, meine eigene Subjektivität und die Art, wie ich über sie schreibe, in einer Weise zu benutzen, »zu der sich andere in einem empathischen Dialog in Beziehung setzen können« (Atwood und Stolorow 1984, S. 7), in einer Kommunikationsform also, die Träume, Assoziationen, Bruchstücke von Liedern, Metaphern, persönliche Bedeutungen einschließt. Wie ich über meine Subjektivität schreibe, soll die Kluft zwischen der Idiosynkrasie meiner Person und »der Erfahrung, Mensch zu sein« (ebd.), überbrücken. Genauso ist das intersubjektive Feld, in dem der Patient seine Wahrhaftigkeit findet, geeignet, das Potential gemeinsamer menschlicher Möglichkeiten aufzuzeigen.

Wenn ich meinen Traum als einen Aspekt meiner Pathologie deute, könnte ich meine Stimmlosigkeit als Problem der Selbstdefinition und mich selbst als eine »Als-ob-Persönlichkeit« verstehen. Ich könnte meine Störung als eine »Grundstörung« betrachten, deren Entwicklung auf mangelnde primäre Liebe zurückzuführen ist (Balint 1968). Mein Unvermögen, eine Stimme für meine Fehlbarkeit zu finden, und meine Unfähigkeit, die abweisende Gestalt zum Zuhören zu bewegen, entsprächen demnach einem erfolglosen Versuch, mich mit meiner Unvollkommenheit zu versöhnen. Was aber bedeuten die Erkenntnis, dass ich nicht »geheilt« bin, und die Angst, nicht heilen zu können? Gibt es vielleicht gar keine Heilung? Ist das »Loch« meine Vergänglichkeit, meine Unvollkommenheit, mein Tod? Ich vermute, dass mein Traum über die Heilung nichts als ein gescheiterter Versuch war, mich aus den Fesseln einer pathologischen Anpassung zu befreien (Brandchaft, Doctors und Sorter 2010). Mein stummer Schrei war ein sabotierter Versuch, authentisch zu sein, ein Flehen, trotz meiner Unvollkommenheit akzeptiert zu werden – ein illusorischer Versuch, die Liebe zu finden, die ich vor langer Zeit verloren oder vielleicht nie bekommen habe.

Wenn ich meinem Gefühl, klein und unbedeutend zu sein, nachspüre, gelange ich zu der Kernüberzeugung, nicht hier zu sein. Ich existiere nicht. Das ist der Grund, weshalb ich stumm bin, und die Ursache meiner tiefsten Ängste. In *The Abyss of Madness* beschreibt Atwood (2012) Vernichtungszustände als extreme Form der pathologischen Anpassung. Und doch, ich bin. Mir wurde geholfen, ich helfe. In meinem tiefsten Innern aber überdauern beide Zustände. All diese Gedanken bilden den Hintergrund, den Rahmen meiner Fragen nach Heilung. Was ist das Gegenstück zu meinen basalen Gefühlen der Nicht-Existenz und der Panik? Ich vermute, dass ich mein Heilungsverständnis neu definieren muss. Ich halte mich an Keith Richards' Worte: »It's good to be here … it's good to be anywhere.«

In klinischen Gesprächen sagen wir, dass sich ein Patient in einem Zustand der Fragmentierung befindet, der Dissoziation, der Verleugung; oder dass er sich zurückgewiesen fühlt, ausgeschlossen oder mutterseelenallein. Solche Zustände können relativ leicht und gefahrlos in der Andersheit, die wir Patient nennen, untergebracht werden, aber Therapeuten bleiben von ihnen nicht ausgenommen.

Seit meinen Zwanzigern befällt mich von Zeit zu Zeit und scheinbar unerklärlich das Gefühl, innerlich zu verbluten, das Gefühl einer offenen inneren Wunde. Ich fühle mich dann extrem verletzlich und möchte mich im Ausbluten auflösen. Ich verstehe dies als eine Phantasie, in der das Entkommen Vernichtung bedeutet, Vernichtung in einer imaginierten Identifizierung mit jenen, die mich nicht gesehen haben, einer Vereinigung, die ins Nichts mündet. Vielleicht ist das Heilmittel für die tiefe Wunde im Selbstgefühl nicht Glück, sondern eine relationale Heimat für jene von uns, deren Verzweiflung sich als Gefühl der Unsichtbarkeit äußert. Die Erfahrung, ausgeschlossen zu sein, und die damit einhergehende »existenzielle Scham« (Jaenicke 2010) – beides unauflösbar verbunden mit dem Vernichtungserleben – können so intensiv sein, dass sie nicht ins reflexive Gewahrsein gelangen und dennoch in einer solchen Vielzahl von Beziehungssystemen zum Tragen kommen, dass sie unsere Erfahrungswelten organisieren. Wenn sie der Reflexion schließlich in der Sicherheit einer Analytiker-Patient-Dyade zugänglich werden, erleben unsere Patienten mitunter entsetzliche Angst- und Panikzustände, die weit über das Gefühl, ausgeschlossen und abgelehnt zu werden, hinausreichen.

Wenn ich über die tiefere persönliche Bedeutung meines Vernichtungserlebens nachdenke, erinnere ich mich an einen Traum, den ich vor fast dreißig Jahren in meiner Lehranalyse hatte. In jenem Traum wurde mein Ohrläppchen mit einem goldenen Nagel durchstoßen. Der Nagel symbolisierte mein Gefühl, den endlosen Klagen meiner Mutter nicht entkommen zu können. Das Thema pathologische Anpassung ist, was den Werdegang und das Werden von Analytikern angeht, nicht neu. Ich erwähne es, um noch einmal zu betonen, dass derjenige, der sich von Beruf wegen mit dem Leiden beschäftigt, das eigene Leiden unweigerlich in jede Begegnung mit dem Patienten einfließen lassen wird. Die Scham, ein gespenstischer Kerkermeister, hindert uns daran, diesen Sachverhalt als selbstverständlich zu akzeptieren. Doch es ist nicht die Aufgabe unserer Patienten, unseren Schmerz zu verstehen oder auf ihn einzugehen; dafür sind wir selbst verantwortlich. In diesem Kontext, den ich als »Mythos vom gesunden Heiler« bezeichnet habe, ist das, *was* mir zustößt, weniger wichtig. Ich darf es nicht verleugnen – darauf kommt es an. Mein Freund Robert Stolorow (persönliche Mitteilung) bezeichnete den »Mythos vom gesunden Heiler« sogar als Oxymoron.

Um das, was ich über mich selbst geschrieben habe, in einen theoretischen Rahmen zu stellen und um mein Vorhaben zu erklären, zitiere ich Atwood und Stolorow (1984) noch einmal vollständig: »Psychoanalytische Geschichten müssen [...] über das Narrative hinausgehen [...]. Sie müssen die Diskrepanz zwischen der konkreten Besonderheit eines individuellen Lebens und der Erfahrung, Mensch zu sein, auf eine allgemein gültige Weise überbrücken. Die Aufgabe, ein psychoanalytisches Narrativ zu verfassen, bedeutet, dass der Analytiker sein Verständnis in eine Beschreibung transponieren muss, die das Leben, das er untersucht, für die intellektuelle Community insgesamt erhellt. Das bedeutet, die geschilderten Lebenserfahrungen in einer Weise aufzudecken, zu der andere ihre eigene persönliche Welt in einen empathischen Dialog setzen können. Das intersubjektive Feld der Analyse erfüllt in dieser Hinsicht eine Vermittlungsfunktion und schafft die Grundlage, um das Muster des individuellen Lebens als *Realisierung gemeinsamer menschlicher Möglichkeiten* zu beschreiben« (S. 7; meine Hervorhebung). Ich versuche, diesem Prinzip auch im intersubjektiven Feld zwischen dem Leser und mir selbst zu folgen.

Reichlich spät im Leben habe ich begriffen, in welchem Ausmaß ich meine eigene Existenz als Qual empfunden habe. Dies anzuerkennen ist nicht leicht, denn ich wuchs in einer Familie auf, die alle Verführungen des erfolgreichen Mittelstandes bereithielt. Großvater und Vater haben ihrem Land als Botschafter gedient. Der Standartenadler zierte das Auto und den Eingang der Botschaft. Viele Diplomatenkinder können nicht Wurzeln schlagen, stehen aber immer unter Druck, den Code des Korps zu befolgen: das Adlerauge in meinem Traum. Deshalb kann ich über meinen Schmerz nicht unbefangen sprechen. Ich fürchte, dass man mich für einen Aufschneider und Wichtigtuer hält. Doch wenn ich meinen Patienten zuhöre, deren allgegenwärtige Bekundungen von Selbstverachtung und Selbsthass so fest mit ihrem Sein verwoben sind, dass sie diese Gefühle kaum wahrnehmen, und so normal daherkommen, dass man sie leicht überhören könnte, wirkt dies nicht mehr gar so sonderbar. In diesen Patienten bebt die ursprüngliche Katastrophe, oft als kaum vernehmbares Vibrieren, genauso wie in mir selbst nach. Wenn ich die Theorie der Selbstpsychologie erläutere, stellt man mir immer wieder die gleichen Fragen: »Sie glauben also an das Gute im Menschen?« »Könnte es sein, dass Sie Ihre Patienten verwöhnen?« »Und was ist mit den 87 Kriegen, die in diesem Moment auf der Erde geführt werden?« Mir ist in solchen Situationen unbehaglich zumute, ich fühle mich wie ertappt. Doch vielleicht haben diese Kritiker das Bedürfnis, sich von der Spannung zu befreien, die sich zwischen Leid und Überleben aufbaut, in einem Leben, das der Tod krönt? Damit kommen wir wieder zur Frage nach der Heilung.

Wenn ich über Heilung schreiben möchte, muss ich über Krankheit schreiben. Wenn ich therapeutischen Erfolg definieren möchte, muss ich therapeutisches Scheitern untersuchen. Wenn ich die Therapie nicht für etwas halte, das ich *am Patienten* durchführe, sondern stattdessen überzeugt bin, dass wir uns gegenseitig verändern und dadurch zu dem werden, der wir sind, dann ist die Frage, wer wir nicht sind und sein können, genauso wichtig wie die Frage danach, wer wir sind und zu werden versuchen. Um zu verstehen, was ich mit Patienten erreichen konnte, werde ich deshalb auch untersuchen, wie ich mit ihnen gescheitert bin. Als ich zusammen mit Ron Bodansky – erfolglos – versuchte, ein Zeitschriftenheft über das Scheitern in der

Psychotherapie zusammenzustellen und zu diesem Zweck Kollegen anschrieb, antworteten mit zwei Ausnahmen alle Therapeuten – halb scherzhaft –, in ihrer Praxis keine Fehlschläge erlebt zu haben. Die zwei, die ihre Beteiligung anboten, hatten nicht speziell die Frage des Scheiterns untersucht, sondern über Sackgassen und Unzulänglichkeiten geschrieben oder sich mit spezifischen Schwierigkeiten des therapeutischen Prozesses auseinandergesetzt. Seither hat Goldberg (2012) sein Buch *The Analysis of Failure* veröffentlicht, in dem er schildert, dass seine Kollegen buchstäblich die Flucht ergriffen, als er sie bat, an einem Seminar über das Scheitern teilzunehmen. Seinem eigenen Urteil, dass sein Buch ein Fehlschlag sei, weil es das therapeutische Scheitern nicht klar definiere (vgl. S. 215), kann ich nicht zustimmen. Goldberg schreibt: »Ein hervorstechendes Merkmal der Untersuchung dieser Situation (des Scheiterns) ist der Widerstand, den sie weckt. Das Scheitern weckt solche Angst, dass es gewöhnlich ignoriert, verleugnet oder verschoben wird. Vielleicht gelingt es diesem Buch zumindest, es aus dem Dunkel hervorzuholen und ihm die Chance zu geben, Anerkennung zu finden. Man muss das Scheitern lang genug leben, um ein persönliches Ringen zulassen zu können, das dann vielleicht in eine objektive Untersuchung im eigentlichen Sinn einmündet. Wenn wir unseres Scheiterns gewahrwerden, sollten wir es nicht bei dem Impuls belassen, uns von der Erfahrung frei zu machen, zu lernen, sie künftig zu vermeiden oder rasch darüber hinwegzukommen. All dies sind absolut vernünftige und lohnende Ziele. Langfristig aber sollten wir das Scheitern als Chance begreifen. Der Erfolg des Buches hängt davon ab, dass es das Scheitern auf sich nimmt« (S. 217).

Ich bewundere Goldbergs Mut, über das Scheitern ein ganzes Buch zu schreiben, und zolle ihm meinen Respekt dafür, dass er diesen Schritt als erster Analytiker überhaupt getan hat. Wenn er sagt, man müsse »das Scheitern lang genug leben, um ein persönliches Ringen zulassen zu können«, bezieht er sich meiner Meinung nach auf die Fähigkeit, das eigene Scheitern anzuerkennen; ich bezweifle jedoch, dass eine »objektive Untersuchung« möglich ist, wenn man nicht anerkennt, dass das Scheitern Teil unseres Seins ist. Scheitern ist, so denke ich, insofern gleichbedeutend mit Subjektivität, als es unsere Grenzen und unsere Endlichkeit definiert. Kohut hielt ebendies für das Wesensmerkmal des »tragischen Menschen«. Die Möglichkeit, ewig zu leben, würde uns mit einem anderen Dilemma konfrontieren: »Wer sagt, dass man häufiger lächeln und weniger weinen sollte? Wer hat bestimmt, dass weniger Leiden gegenüber mehr Leiden zu bevorzugen sei? Ich glaube nicht, dass Gott uns ein solches Lebensprinzip vorgegeben hat. Was wäre, wenn das Leiden einen guten Grund hat?« (Atwood 2012, S. 162) Dennoch konfrontieren uns Grenzen, Scheitern, Endlichkeit und das Leben selbst zweifellos mit erheblichen Schwierigkeiten. Der Unterschied zwischen Goldbergs Sichtweise und meiner eigenen mag minimal erscheinen, spiegelt aber letztlich den Unterschied zwischen einer naturwissenschaftlichen und einer geisteswissenschaftlichen Perspektive wider. Das Scheitern »klar« zu definieren und »objektiv« zu untersuchen ist nicht gelungen, weil es nach wie vor den zwar verständlichen, aber uneinlösbaren Anspruch impliziert, Misserfolge außerhalb des eigenen Selbst oder der eigenen Subjektivität zu verorten. Man kann »Scheitern« nicht objektiv definieren, weil es ein subjektives Phänomen ist, abhängig von den Idiosynkrasien des individuellen Therapeuten in seiner Verbundenheit mit dem unverwechselbaren Geschehen in der spezifischen Dyade.

Um den perspektivischen Unterschied zu illustrieren, möchte ich meinen Traum genauer beleuchten. Vielleicht war die dräuende Gestalt nicht in erster Linie mein eigener unnachgiebiger Anspruch, meine Patienten heilen zu müssen; vielleicht war der Traum eher Ausdruck einer sprachlosen Wut und Hilflosigkeit angesichts von Nicht-Responsivität und Verurteilung. Mich trieben die Ängste um, die ich im Zusammenhang mit meiner Betonung des bi-direktionalen Aspekts der Psychoanalyse und der Risiken der Verbundenheit empfand – jener therapeutischen Elemente also, die ich als unabdingbar für den

Verständnisprozess und für die Therapie beschrieben habe. Ein tiefes Unbehagen erfasste mich, der Verdacht, mich eines »neurotischen *furor sanandi*« (Orange 2011, S. 101) schuldig zu machen – ein Vorwurf, der zuerst gegen Ferenczi erhoben wurde, dem man zur Last legte, »die autoritären, orthodoxen Lehren der Psychoanalyse und anderer Formen der Psychotherapie radikal in Frage gestellt zu haben« (ebd.). Ich strebe nicht nach Vollkommenheit, sondern möchte verstehbar machen, dass ich genauso wie meine Patienten durch meine Bedürftigkeit, Unzulänglichkeit, durch meinen Zweifel und meine Verwirrung definiert bin, dass auch ich durch und durch schwach bin. Oder genauer: Ich versuche, die Auffassung vom leidensfreien Heiler, der seinem Patienten aus eigener Kraft Gesundheit schenken kann, zu beschreiben und mich gleichzeitig davon zu befreien. Einer der Gründe, weshalb ich meine Grenzen immer wieder betone, ist meine Hoffnung, das Fundament für den Grundgedanken zu legen, dass *das System* geheilt oder nicht geheilt wird und es nicht darum geht, was ein monadischer Experte für einen monadischen Patienten tun kann oder nicht. Die Vorstellung, dass die Heilung einseitig vom Kliniker ausgehe, von ihm »gespendet« werde, entspricht einem am naturwissenschaftlichen medizinischen Modell orientierten Denken, das der Psychoanalyse nicht gerecht wird und von D. N. Stern (2012) als »internistischer Blickwinkel« bezeichnet wird. Vielleicht wird allmählich erahnbar, wie wir »Heilung« verstehen können: nicht als einen digitalen Entweder-oder-Zustand, alles oder nichts, krank oder gesund. Sie ist in gewissem Sinn ein Durcheinander, ein Durcheinander allerdings, dem wir Bedeutung abgewinnen und in dem wir menschliche Würde finden können, wenn wir einen Raum schaffen, welcher der Wahrheit über ein Leben eine Heimat bietet (Atwood 2012).

Dieser Heilungsprozess, den wir gemeinsam durchlaufen, braucht Zeit, damit er sich entfalten und ein System – das sowohl die beiden Übertragungen als auch das implizite Beziehungswissen (BCPSG 2010) beinhaltet – hervorbringen kann, in dem nicht ich etwas besitze, das ich dem Anderen gebe, oder umgekehrt. Er bedeutet Überleben angesichts des Leidens, Glaube an die eigene Existenz angesichts der Endlichkeit, Akzeptanz der eigenen Stärke trotz der Gebrechlichkeit – ein Prozess, den wir gemeinsam finden und bewältigen müssen. Der Umgang mit Leiden und seine Akzeptanz haben eine positive Kehrseite: einen Zuwachs an Demut. Ich glaube nicht, dass die Kerker unserer Kindheit oder die Gespenster, die in ihnen hausen, jemals vollständig verschwinden. Der Versuch, der Vergangenheit zu entfliehen, nimmt ein ähnliches Ende wie der Versuch, in Treibsand zu laufen: Je schneller man die Beine bewegt, desto rascher wird man in die Tiefe gezogen. »Darum, wer meint, er stehe, der sehe zu, dass er nicht falle« (1. Kor. 10, 12).

Heilung hängt, wie ich meine, damit zusammen, wie wir damit umgehen, dass das individuelle Leiden des Analytikers mit dem des Patienten zusammenläuft, sich mit ihm verflicht und verwebt. Auf der Ebene der bi-direktionalen Begegnung müssen wir dem Analytiker-Patient-System zugestehen, »krank« zu werden, damit es nach Heilung streben kann. Auf der asymmetrischen Ebene strebt die Psychotherapie als Heilverfahren die Heilung des Patienten an. Ein Verständnis der Struktur und Bedeutung seines Lebens findet man aber nicht abseits einer gemeinsamen Realisierung menschlicher Möglichkeiten, die sowohl die schmerzvollen als auch die freudigen Aspekte unserer Existenz umfassen. Nicht nur die Pathologie wird – in der Entwicklung wie in der Behandlung – von einem intersubjektiven Feld hervorgebracht, sondern auch ihre Heilung. Natürlich rückt jemand, der um Therapie nachsucht, sein Leiden in den Vordergrund; das bedeutet aber nicht, dass Freude und Wohlbefinden in der Behandlung eine weniger wichtige Rolle spielen sollten. In der Psychoanalyse weckt Freude paradoxerweise oft Geringschätzung oder zumindest Misstrauen (siehe Heisterkamp 2001); das Leiden wiederum geht im dichten Gestrüpp diagnostischer Kategorien unter. Doch ebenso wenig wie wir Krankheit von Gesundheit, Leiden von Freude trennen können, dürfen wir uns die Macht anmaßen, Heilung zu spenden, und über die Notwendigkeit hinwegsehen, uns auf das Grundleiden der menschlichen Existenz einzulassen, uns dem eigenen Schmerz auszusetzen, den Verstrickungen, Unregelmäßigkeiten und Löchern in der Textur unserer Subjektivität. Weder unsere professionelle Kompetenz noch unsere Bereitschaft, unsere Patienten zu lieben, oder die Notwendigkeit, in der Asymmetrie des Settings in der zweiten Reihe sitzen zu bleiben (Orange 2011), entheben uns der Aufgabe, die Reise durch unsere gemeinsamen Begrenzungen anzutreten.

Ich bestreite nicht, dass ein Großteil unserer therapeutischen Aufgabe darin besteht, die Gefühlszustände und unbewussten Organisationsprinzipien unserer Patienten in dieser asymmetrischen Beziehung empathisch zu begleiten, sie in Worte zu fassen und über sie nachzudenken. Ebenso wenig behaupte ich, dass wir unseren Patienten nicht helfen. Wir helfen ihnen sehr wohl. Doch nur wenn wir menschliche Erfahrung – unsere eigene wie auch die Erfahrung anderer – noch in ihren abstoßendsten Ausdrucksformen akzeptieren, können wir zur Menschlichkeit zurückkehren. Wir bringen unser eigenes Leiden zwar nicht zur Sprache, weil wir unsere Zielsetzung, dem Patienten zu helfen, nicht untergraben dürfen. Gleichwohl enthebt uns dies nicht der Pflicht, im Stillen sehr hart daran zu arbeiten, unsere eigenen Reaktionsweisen und ihre Gründe zu verstehen. Wir müssen sorgsam darauf achten, die legitime Verantwortung gegenüber unseren Patienten nicht mit einem impliziten Anspruch auf Unfehlbarkeit zu verwechseln. Darüber hinaus frage ich mich, ob nicht auch jene intensiv empfundenen und expliziten Erfahrungen der gemeinsamen Grenzen und Fehlschläge Heilungsmomente enthalten. Solche Erfahrungen setzen mitnichten automatisch Selbstenthüllungen des Analytikers voraus, sondern gehen mit dem zumeist stummen Gewahrsein seiner Rolle in dem komplizierten Hin und Her des therapeutischen Austauschs einher. Unter Grenzen verstehe ich in diesem Kontext unsere begrenzte Fähigkeit, einander zu verstehen; solche Einschränkungen erwachsen entweder aus dem intensiven Bedürfnis, an den eigenen Ansichten festzuhalten, oder aus unserer Subjektivität, die vorgibt, wieviel wir verstehen können oder welche Gefühlsintensität wir zulassen können, oder aus der Unbewusstheit unserer Gefühle. Wenn wir sie durcharbeiten können – würden nicht auch sie in eine Wertschätzung gemeinsamer menschlicher Möglichkeiten münden? Und würde nicht das Band, geschmiedet durch den Kontakt, der schmerzt, beiden Beteiligten die Erfahrung vermitteln, dass Leiden Bedeutung hat und dass die gemeinsame Menschlichkeit den Schmerz zwar nicht tilgt, aber lindert? Das Scheitern ist einer der Pole menschlicher Existenz und könnte, wenn wir es weniger fürchteten und gemeinsam trügen, von Schmerzen entlasten. Unsere Aufgabe besteht also nicht darin, Heilung zu suchen, um unserer Gebrechlichkeit, Endlichkeit und Todesangst zu entrinnen, sondern um uns all dem gemeinsam zu stellen und die Stärke zu entwickeln, wiederaufzustehen und weiterzugehen. So schreibt Orange (2009): »Da ich weder die Situation retten noch den Patienten ›heilen‹ kann, muss ich meine eigene Machtlosigkeit zu helfen anerkennen. Ich muss dem Erleben meiner Patienten, ihren Sorgen, ihrer Trauer und ihrer Wut nahe bleiben, auch wenn es mir die Arbeit schwer macht. Selbst wenn die Geschichte sehr komplex ist – und sie ist es immer –, bleibt die Bereitschaft, zusammen mit dem Patienten die innersten Kreise der Hölle seiner Erfahrungen zu durchmessen, das Charakteristikum jener *Haltung* des Mitleidens oder der emotionalen Verfügbarkeit (Orange 1995), die für den Prozess des psychoanalytischen Verstehens unabdingbar ist. Dieses psychoanalytische Mitleiden, so möchte ich betonen, ist weder ein moralischer Masochismus des Analytikers, noch läuft es der eigentlichen psychoanalytischen Arbeit, die gewöhnlich mit dem expliziten Deuten gleichgesetzt wird, zuwider. Es ist vielmehr ein implizit deutender Prozess, der dem Leben eines gebrochenen Menschen Bedeutung und Würde verleiht, indem er es ihm ermöglicht, den Schmerz zu integrieren, statt zu dissoziieren oder zu fragmentieren. Eine mitleidende Haltung sagt jedem Patienten: Dein Leiden ist menschliches Leiden, und wenn Deine Stunde schlägt, schlägt sie auch mir« (S. 135f.). Das aufmerksame Zuhören ist an sich eine Art Deutung, weil »es dem Anderen mitteilt: Du bist es wert, gehört und verstanden zu werden« (ebd., S. 135).

Meiner Ansicht nach haben wir unser Verständnis von Heilung allzu ausschließlich auf Konzepte wie Fortschritt, Zielsetzungen und ihre Verwirklichung, Objektkonstanz, Selbstäußerung oder -verwirklichung konzentriert, so dass es einem Gesundheitsterror Vorschub leistet: Wohlbefinden, Glück und Zufriedenheit, Erfüllung, Authentizität, Freisein von Schuld- und Schamgefühlen. Was, wenn all dies gar nicht wichtig wäre? Was, wenn einzig zählte, dass jeder von uns auf unerklärliche Weise so, wie er ist, als ganze Person voll umfänglich akzeptiert wird? Wie sähe »Heilung« dann aus? Und wie verhielte es sich mit dem Leiden? Wenn wir auf den Anspruch, an ein Ziel zu gelangen, verzichten und die ihm zugrundeliegende urteilende Perspektive verwerfen könnten, wäre es möglich, die Frage nach der Heilung anders zu formulieren. Was, wenn wir das Scheitern unter dem Blickwinkel einer nicht-digitalen Beziehung zwischen Glück und Leiden betrachten? Was, wenn wir die Unzulänglichkeit als Grundbedingung annehmen? Könnten wir dann nicht entspannen? Nein, denn wir sind Menschen, deren Leiden unerträglich sein und nicht ignoriert werden kann. Ja, denn unter »vollkommen« verstehe ich, dass alles, was wir sind, von Sinn und Bedeutung erfüllt ist. Mir ist es nicht darum zu tun, den Unterschied zwischen einem mehr oder weniger zufriedenen Menschen und einem leidenden Menschen zu nivellieren. Entscheidend ist, wie ich den Anderen sehe, ob ich seine innere Konsistenz und seine innere Schönheit wahrnehme, ohne sie nach Maßgabe meines eigenen Bildes umgestalten zu wollen. Wenn wir den Anderen durch die Augen des Mitgefühls betrachten, fällt *unsere* Sicht auf uns zurück und versetzt uns in einen Moment des Staunens, in dem die Zeit stehen bleibt. Zu sagen: »Wir sind vollkommen«, ist nur eine Möglichkeit zu sagen: »Wir sind der Empathie vollkommen würdig.« Wenn wir ehrlich sind, ist diese Anschauung das Gegenteil des Blicks, mit dem wir andere Menschen häufig betrachten, um jede Abweichung von unseren Wunschvorstellungen als Unzulänglichkeiten und Fehler aufzurechnen. Dazu schrieb mir Bernhard Brandchaft (persönliche Mitteilung): »Der Bereich, auf den Sie die Aufmerksamkeit lenken, ist der Schauplatz intimer und reziproker Affektivität, das Setting, in dem das von Grund auf Menschliche eine Heimat findet und entweder gehalten wird oder bei der Geburt stirbt.« Wird sie gehalten, findet unsere vollkommene Unvollkommenheit eine Heimat.

Ich ertappe mich häufig dabei, dass ich andere erinnere: »Vergiss das Unbewusste nicht« – gleichsam eine freudianische Kuckucksuhr, wobei es weniger darum geht, eine Diskursebene abzustecken, als darum, für mich selbst eine Erklärung dafür zu finden, dass ich nach wie vor kaum verstehe, wer ich bin. Von Zeit zu Zeit überkommt mich eine Ahnung von der Unbegrenztheit innerer Bedeutungen, die sich in konzentrischen Kreisen des Begreifens ausbreitet. Manchmal erhasche ich einen Blick auf die Unergründlichkeit des Verstehens. Ich träumte von einem weißgekleideten, dunkelhäutigen, fetten, unrasierten Mann mit Stiernacken, einem Tyrannen, dessen Missbilligung mich das Leben kosten konnte. Er saß auf einem Stuhl und spielte mit den neuesten elektronischen Geräten, die ebenfalls weiß waren. Er knurrte mich an: »Vergiss diese Liste nicht, vor allem den dritten Teil, in dem du aufschreiben sollst, wann du mir gegenüber ›nein‹ sagen musst!« Ich hatte die ersten beiden Teile der Liste fertiggestellt: Dinge, die ich an ihm guthieß, und Dinge, die ich für verbesserungswürdig hielt. Ich hatte Angst, den dritten Teil auszufüllen, und Angst, es nicht zu tun.

Dieser Tyrann ist vermutlich eine in die Jahre gekommene Verkörperung eines Selbstzustandes, der sich im Alter von 19 Jahren in mir herauskristallisierte und den ich später ironisch »Bruno« nannte. Bruno personifiziert einen inneren Zustand des zynischen Aufgebens, des Zusammenbruchs angesichts eines Zuviels an Ungereimtheit, blander Gleichgültigkeit und willkürlicher psychischer Gewalt. Um mit der

Niederlage fertig zu werden, entwickelte Bruno eine zynische Einstellung zum Leben, ein herrisches Beharren auf einem Minimum an konkretistischen, im Grunde körperlichen Genüssen, die seiner Lebensfreude enge Grenzen setzte; doch jeder Versuch, ihm seine »Spielsachen« zu verwehren, versetzte ihn in mörderische Wut.

Dieses emotionale Organisationsprinzip, herausgebildet im Alter von 19 Jahren, war eine defensive Antwort auf eine Entwicklungsentgleisung und macht seinen Einfluss von seinem unterirdischen Machtsitz aus noch immer, 46 Jahre später, geltend. Bruno wird bald ein alter Mann sein, er hat sich verändert, doch ist er geheilt? Mit fortschreitendem Alter scheint seine psychologische Raffinesse Einbußen erlitten zu haben. Genauer: Sein Machtsitz ist in meiner psychischen Struktur mittlerweile neu kontextualisiert. Weitere Machtzentren sind hinzugekommen, andere Organisationsprinzipien sind in sein Gehäuse eingedrungen und weisen sein Tyrannentum in die Schranken. Dennoch ist »er« geblieben, existiert weiter und ist nicht bereit, den Thron zu räumen. Anders als einige Vertreter der relationalen Theorie spreche ich nicht von multiplen Selbsten, nicht von abgegrenzten, diskreten Entitäten. Unbewusst treffen wir Entscheidungen darüber, wie wir uns selbst sehen, und benutzen sie als Schutzwall gegen den Ansturm schmerzvoller Erfahrungen. Coburn (2007) erläutert, wie sich unsere Erfahrungen nach außen, in all unsere Beziehungssysteme hinein, ausbreiten und sich in ihnen absetzen. Diese Sichtweise kehrt das traditionelle Verständnis der äußeren Einflüsse, die zu einer statischen Selbsterfahrung verschmelzen und als solche das Verhalten in der vorhersagbaren Weise des Wiederholungszwangs vorschreiben, um. Sie rückt erneut das Gestalt-Prinzip in den Fokus, demzufolge jeder Teil nur unter Berücksichtigung des Ganzen und umgekehrt verstanden werden kann. Anders formuliert: Bruno ist zwar noch da, aber er hat sich verändert. Wie kann ich ihn heilen? Meine zahlreichen Behandlungsversuche haben ihn anscheinend wenig beeindruckt. Geht es ihm besser oder schlechter als vor Jahren? Ich betone: Bruno ist eine Metapher, kein diskreter, verdinglichter, unwandelbarer Selbstzustand. Er ist eine Metapher für ein System meiner Selbst- und meiner interaktiven Bezogenheit. Und nicht zuletzt ist er der Beweis dafür, dass Regression nicht mit Hilfe eines rückwärts laufenden Zeitstrahls erklärt werden kann. Er ist gealtert, ist dick geworden, aber seine Spielsachen sind auf dem neuesten Stand. In der psychoanalytischen Komplexitätstheorie (Coburn 2009) kann man keine Erfahrung ausschließlich in die Vergangenheit, in die Gegenwart oder in eine imaginierte Zukunft datieren. Vielmehr bildet jede gegenwärtige Erfahrung Ausläufer sowohl in die Vergangenheit als auch in die Zukunft aus. In vergleichbarer Weise vollzieht auch die Heilung keine Bewegung von Punkt A nach Punkt B. »In and out of happiness« – ich habe es viele Male erlebt.

Bruno hielt sich in seiner Selbstglorifizierung für einen James Dean und half dadurch einem schüchternen, immer unglücklicher werdenden Neunzehnjährigen, an seinem Leben festzuhalten, obwohl es zunehmend außer Kontrolle geriet. Ganz gleich, ob man ihn als defensives oder kompensatorisches Phänomen bezeichnen mag – er half mir damals, mit einigermaßen heiler Haut davonzukommen. Vielleicht war er ein Gespenst, das auftauchte, um ein anderes zu vertreiben (Atwood 2012). Mittlerweile ist er zu einem stummen Diktator mutiert, der mich in meinem Traum gleichwohl um Hilfe bittet – mich bittet, »nein« zu sagen, mich um Struktur, um Orientierung, um Anerkennung bittet. Ich habe eine gewisse Schwäche für ihn, obwohl er zu Schikanen neigt. Und noch etwas: Bis heute erweist er sich gelegentlich als ungemein hilfreich, indem er poröse Grenzen stabilisiert und mir den Biss verleiht, den man manchmal braucht, um sich durchs Leben zu kämpfen. Nicht anders als unsere Patienten möchte auch er seinen Kuchen essen und behalten. Wir wollen uns verändern, haben aber Angst, uns zu verlieren.

Marlon Brando soll gesagt haben: »Du glaubst doch nicht im Ernst, Herr der Lage zu sein?« Damals dachte ich: »So ein Blödsinn!« Doch wenn mich heute die dunkle Stimmung mit der plötzlichen Wucht eines Monsunregens überkommt, mich von der Küste wegreißt und in einen rauhen und feindseligen Ozean hineinschleudert, der mir jede räumliche und zeitliche Orientierung raubt, sind Brandos Worte ein Trost. Genauso tröstend ist Coburns (2009) Ansicht, dass wir – auf einer explanatorischen Ebene – nicht verantwortlich gemacht werden können für das Warum und Wozu des Lebens, in das wir hineingeworfen wurden. Allerdings ist es unsere Aufgabe, über die emotionale Reaktion, die wir – auf einer phänomenologischen Ebene – auf unser Schicksal entwickeln, nachzudenken und in diesem Sinn Verantwortung für sie zu übernehmen. Unsere Vergangenheit, unsere Eltern, die Kultur und die Zeit, in die wir hineingeboren werden, sind nicht unsere Erfindung. Fehlende Kontrolle, Desorientiertheit und Verlorenheit können Schuldgefühle wegen unserer Fehler und Schwächen in uns wecken, die uns veranlassen, nach Kontrolle über jenen Aspekt des schicksalhaften Lebens zu streben, der sich unserer Macht entzieht. Unsere Schuldgefühle setzen das Schicksal und das, was wir aus ihm gemacht haben, in eins. In diesem Kontext dienen sie als Abschirmung, die uns vor noch verheerenderen Gefühlen schützt. Es ist schwierig, dieses Unterschiedes eingedenk zu bleiben und nicht wie trunken in das eine oder andere Extrem abzudriften: »Es ist alles meine Schuld«, oder: »Sie, die anderen, sind an allem schuld.« Stolorow (2011) unterscheidet zwischen moralischer und existenzieller Schuld, die gleichfalls häufig verwechselt werden, so dass die moralische Schuld die existenzielle überlagert. Sie zu unterscheiden ist hilfreich, denn es trägt der Begrenztheit unserer Verantwortung Rechnung. Schließlich haben wir das Theater des Lebens nicht erfunden. Die Last wird dadurch nicht leichter, doch wenn wir unseren Verantwortungsbereich kennen, können wir diesen Acker gezielter kultivieren und bebauen. Der andere Bereich, über den wir keine Kontrolle besitzen, nämlich unsere Endlichkeit und der unauflösbare Zusammenhang von Liebe und Verlust, muss ebenfalls integriert werden. Dies hat Stolorow

(2011) in seinem Buch *World, Affectivity, Trauma – Heidegger and Post-Cartesian Psychoanalysis* treffend beschrieben.

Die Zeile »Dein Wille geschehe« aus dem *Vaterunser* kann womöglich besser als das Schuldgefühl dabei helfen, mit dem Paradoxon des Lebens fertig zu werden. Vielleicht kann man diese Worte auch unter einem psychologischen Blickwinkel verstehen? Angesichts des Mysteriums von Leben und Tod und der Tatsache, dass der Anteil dessen, was wir wissen, in umgekehrtem Verhältnis zu dem steht, was wir nicht wissen, mag sich der Gedanke »Dein Wille geschehe« wie Winnicotts »endloses Fallen« anfühlen. Das Gegenteil des Fallens ist der Glaube – psychologisch gesehen die Erfahrung und das Vertrauen darauf –, bedingungslos gehalten zu werden. Letztlich aber sind wir alle gezwungen, loszulassen. Patienten bringen dies zum Ausdruck, wenn sie von ihrer Angst sprechen, auf einen Prozess zu bauen, der irgendwann enden wird, und uns ihr Vertrauen zu schenken, denn schließlich werden auch wir sie irgendwann genauso verlassen wie das Leben, das uns alle verlässt. Mir geht es um Folgendes: Wenn wir bedenken, wie unsicher das Leben ist, wie kurz seine Dauer und wie ungewiss sein Ende, wie können wir dann Heilung konzeptualisieren? Heilung wovon, Heilung wofür und Heilung für wen? Ich kehre zu unserer ursprünglichen Absicht zurück: Als Leidende Leiden zu lindern. Wenn ein Paradoxon des Lebens darin besteht, emotionale Verantwortung für ein Schicksal zu übernehmen, das wir uns nicht ausgedacht haben, so besteht ein weiteres Paradoxon darin, dass der Heiler nicht geheilt ist. Das Leben ist nicht »heil«, es ist grotesk schön und furchtbar zugleich. »[…] die Endlichkeit des Menschen und ihre traumatisierende Wirkung ist keine Krankheit, von der wir genesen können« (Stolorow 2011, S. 61).

Natürlich müssen wir nicht geheilt sein, um zu heilen. Therapeuten haben das Leiden weder erfunden, noch heilen sie es. Wenn alles gut geht, tragen sie zu seiner Linderung bei, nicht mehr und nicht weniger. Unter einem erfahrungsbezogenen Blickwinkel betrachtet, bedeutet Therapie nach wie vor, dass ein Blinder den anderen führt. Meine Frage bleibt: Wie können wir dieses Wissen nutzen, um anderen zu helfen? Denn das Leiden verbindet uns mit unserer gemeinsamen Menschlichkeit, und die Interaktion des Leidens – auf der bi-direktionalen und nicht-asymmetrischen Ebene der Interaktion – bahnt den Weg zur Heilung. Diese Betonung des schmerzvollen Pols unserer Existenz und seines Stellenwertes in der Therapie bedeutet mitnichten, dass der mit Freude erfüllte und erfüllende heilende Aspekt von unserer Arbeit ausgeschlossen bleibt. Sie dient mir vielmehr als Einstieg in die Untersuchung der Möglichkeit der Heilung. Leiden wird so zu einer Brücke, es lehrt unsere Augen zu sehen, was wir gemeinsam haben. Unsere Unzulänglichkeit, unsere grundlegende Schwäche, unsere Ohnmacht, unser Tod und unser Mut, trotz alledem zu leben, machen unsere Vollkommenheit aus. Auch ihretwegen verdienen wir es, gesehen und angenommen zu werden. Das Bild vom Blinden, der den Blinden führt, veranschaulicht die Gemeinsamkeit unseres Schicksals und den von Grund auf interdependenten Charakter und Wert des Gesehen- und Verstanden-Werdens. Wir fahren alle auf Sicht. Heilung ist hochgradig kontextuell, ein Antlitz, das sich im flackernden Kerzenlicht zu erkennen gibt.

Wenn wir das ursprüngliche Verständnis der Heilung auf das Scheitern bezögen, »würde eine neue Form individueller Identität möglich, die auf der Inbesitznahme und Anerkennung statt auf der Verschleierung unserer existenziellen Verletzlichkeit beruhte. Wenn wir einander helfen können, die Dunkelheit auszuhalten, statt sie zu fliehen, sind wir eines Tages vielleicht in der Lage, das Licht zu erblicken – als individualisierte, endliche Menschen, die auf begrenzte Zeit aneinander gebunden sind« (Stolorow 2011, S. 78).

George Atwoods (2012) Erläuterung der »Genesung vom Trauma« trifft meiner Meinung nach zu gewissem Grad auf jede Heilung zu:

Die Vorstellung von Genesung impliziert, dass der Genesende etwas überwindet, es hinter sich lässt. Ich halte es für unmmöglich, ein reales Trauma hinter sich zu lassen. Dies mag resignativ klingen, ist es aber nicht. Die Überzeugung, man könne vom Trauma »genesen«, die Zerstörung ungeschehen machen, ist eine Art Verleugnung. Viele Analytiker, insbesondere diejenigen, die unbewusst einen verletzten, verwundeten Elternteil nähren und heilen wollen, können dies nicht verstehen. Sie streben nach radikaler Heilung, nach einer Veränderung, die die traumatische Wunde ein für allemal aus der Welt schafft. Solche Kliniker bestärken ihre Patienten in dem Traum, entsetzliche Lebensgeschichten umschreiben und bereinigen zu können, den Schmerz ein für allemal durch eine heilende Erfahrung von Freude und Liebe ersetzen zu können. Solche Erwartungen zerschlagen sich unweigerlich, denn die Realität der traumatischen Verletzung lastet weiterhin auf der Existenz des Betroffenen. In der Psychotherapie des Traumas wartet kein Schatz voller Gold am Ende der Straße. Unter optimalen Umständen erlebt der Patient eine Befreiung aus der Gefangenschaft, fühlt sich vollständiger und empfindet eine Traurigkeit, die ihn nie wieder verlassen wird. (S. 117f.)

Mein Traum ist ein Versuch, vom Furor sanandi geheilt zu werden, frei zu sein von dem goldenen Nagel in meinem Ohr, mich dem Griff der pathologischen Anpassung zu entwinden. Alles, was ich je geschrieben habe, ist Teil meines Kampfes, den Cordon sanitaire in seinen zahllosen Spielarten zu durchbrechen.

Grundvoraussetzungen

Neulich sagte ich zu einem Supervisanden über unsere Arbeit mit Patienten: »Entspannen Sie sich, wir setzen es ohnehin in den Sand.« Was hat mich zu dieser Äußerung veranlasst? Weder fehlt mir die professionelle Leidenschaft, noch bin ich von Natur aus pessimistisch. Meine Bemerkung war zum Teil ein Versuch, dem Kollegen die Nervosität zu nehmen, die ihn in seiner ersten analytischen Behandlung überkam. Davon abgesehen, befinde ich mich nun irgendwo zwischen dem Herbst und Winter meines Lebens, im vorletzten Akt sozusagen, und mit dieser Erkenntnis geht eine süße Melancholie einher. Doch ich möchte versuchen, eine gewisse Ordnung in die vorangegangenen Seiten zu bringen und die Grundvoraussetzungen meiner Sicht des psychotherapeutischen Prozesses und der Mysterien der Heilung darzulegen.

Als Psychotherapeuten sind wir Teil eines Systems und eines Prozesses, und das bedeutet, dass wir das, was geschieht, im Zuge seiner Entfaltung zu verstehen beginnen. Unsere Subjektivität und die idiosynkratischen emergenten Eigenschaften unserer Begegnung mit dem Patienten setzen unserem Verständnis Grenzen. Diagnosen, Prognosen, Indikationen werden dadurch relativiert, dass wir ihnen drei Worte hinzufügen müssen: »Mit mir« und »jetzt«. Wir können lediglich unsere Bereitschaft erklären, die Bedingungen zu schaffen, die dem Prozess günstig sind. Wir geben diesen Prozess nicht vor, sondern werden von ihm geführt. Wir heilen unsere Patienten nicht, sondern die Heilung findet uns. Scheitern in der Psychotherapie fällt insofern mit Subjektivität in eins, als unsere bewussten oder nicht-bewussten Entscheidungen bezüglich der Themen, die wir betonen oder ignorieren, den Verlauf eines therapeutischen Prozesses abstecken. Auch das Ergebnis können wir nicht vorhersagen, denn wir wissen nicht im Voraus, wie wir mit dem Anderen interagieren werden.

Es ist sehr schwer, intersubjektiv zu denken und zu arbeiten. Dies weiß ich nur allzu gut, unter anderem deshalb, weil ich meinen eigenen Widerstand gegen die Theorie, die ich seit über dreißig Jahren vertrete und mir in meiner Arbeit zunutze mache, gründlich untersucht habe. Ich zucke bei dem Gedanken zusammen, dass ich an allem beteiligt bin, was mein Patient tut, und dass ebendieses Beteiligtsein weitreichende Folgen für den therapeutischen Prozess hat. Die Erkenntnis, dass ich auf jede Regung eines Patienten reagiere, dämmerte mir wie ein Sonnenaufgang, der sich über drei Jahrzehnte hinzog. Ob es mir gefällt oder nicht: Ich reagiere. Es kommt nicht darauf an, ob ich den Patienten mag oder nicht, ob ich ihn oder sie uninteressant oder allzu interessant finde, ob ich mich in der Sitzung langweile oder mich belebt, angeregt oder ausgelaugt fühle oder nichts von alledem empfinde. Entscheidend ist, dass ich immer mittendrin stecke.

Heilung zu definieren ist uns schon immer schwergefallen. Vielleicht helfen uns die Konzepte der pathologischen Anpassung und des defensiven Selbstideals, einen neuen Ansatz zu finden. Wie schon erwähnt, plagen sich viele Analytiker mit der Frage, ob sie genuin psychoanalytisch arbeiten. Auch Therapeuten anderer Richtungen fragen, ob sie sich therapeutisch »richtig« verhalten. Verstörende Gefühle, die der Ausbildung inhärenten Ungewissheiten oder die Arbeit an sich drängen Kandidaten wie erfahrenen Klinikern unweigerlich irgendwann die Frage auf, ob sie vom Weg abgekommen sind. Offenbar verzahnt sich das psychotherapeutische Ideal mit einem defensiven Selbstideal, das die vorwiegend schmerzvollen Gefühle vermeintlicher Unwürdigkeit nicht zulässt. Deshalb erfolgt die erste Variante der pathologischen Anpassung nach Maßgabe eines imaginierten *psychoanalytischen oder psychotherapeutischen Ideals*: Wir müssen wissen, wir müssen vorhersagen, wir müssen heilen.

Die zweite Form der pathologischen Anpassung orientiert sich an der isolierten Psyche oder dem isolierten Geist. Eine solche Psyche lebt in panischer Angst vor dem Versagen. In unserer westlichen, industrialisierten Kultur herrscht die Ideologie vor, dass jeder seines Glückes Schmied sei – man muss sich lediglich anstrengen. Wenn Sie Übergewicht haben, rauchen, nicht gern früh aufstehen, wenn Sie weinen, verrückt zu werden glauben, depressiv sind, Ihre Pflichten vernachlässigen, Ihre Emails nicht beantworten, Ihren Kontostand nicht kennen, krank sind, nicht radeln oder angebranntes Fleisch essen: Sie sind gefeuert! Schwäche und Leiden in jeder Form rufen Stirnrunzeln hervor und wirken »irgendwie abstoßend«. Wenn sich Heilung implizit mit der Vorstellung eines isolierten Geistes nach dem Vorbild eines »Master of the universe« verbindet, kann das Scheitern nicht ausbleiben. Menschen sind deprimiert, weil ihnen deprimierende Dinge zustoßen (Atwood 2012).

Die dritte Form der pathologischen Anpassung läuft auf eine Ablehnung unserer selbst hinaus. So gesehen, sind wir vielleicht unsere strengsten Richter – sofern wir diese Gefühle nicht externalisieren. Fehlschläge anzuerkennen ist in der Tat schmerzhaft und verstärkt das monadische Denken. Der letzte Gedanke vor dem Sturz in den Abgrund lautet sicherlich: »Das bin nicht ich, dem das passiert« – ein trefflicher Ausdruck der Dissoziation. Natürlich wird der Gedanke ans Sterben von der drohenden Gefahr der Selbstauflösung begleitet. Sie lauert in den Tiefen des Abgrundes. Gleichgültig, wie fest jemand im Sattel sitzt, gleichgültig, ob er glaubt, »ganz oben angekommen« zu sein – ein Seufzer des Ungeheuers Sterblichkeit reicht, und es ist aus. Deshalb brauchen wir unsere Abwehrformationen und unsere Absolutismen. Niemand geht ungeschoren durchs Leben. Die Frage lautet, wie wir mit dem Scheitern, mit Schmerz, Verlust und Tod umgehen. Menschen, die allzu schwer traumatisiert wurden, leiden unter einem allzu tiefen Riss in ihrer Struktur, ihr Schmerz kann nicht gestillt werden, am Fuße des Abgrundes lauert der Wahnsinn (Atwood 2012). Doch das Ausmaß, in dem wir unsere Schwäche verleugnen, muss mit einer als sehr real empfundenen, erlebten oder imaginierten, äußeren oder inneren Gefahr korrelieren. Und hier liegt die Quelle unserer Bereitschaft, unser inneres Erleben dem falschen Gott der Bemeisterung, der Illusion der Kontrolle durch den isolierten Geist, aufzuopfern und den Cordon sanitaire zu respektieren, vor allem im Hinblick auf unsere Defizite und Verletzlichkeiten. Heilung maskiert sich womöglich als vermeintliche Erwartung, das Leben ohne jede Reue zu leben – auch dies nur ein weiterer unheilvoller Versuch, das Scheitern als festen Bestandteil der Existenz zu verbannen.

Die vierte Form der pathologischen Anpassung ist an unseren Patienten orientiert. Hier findet die bereits erwähnte In-eins-Setzung statt. Das verständliche und notwendige Bedürfnis des Patienten, uns zu idealisieren, unserer Stärke, unserer Führung zu vertrauen, unserer Fähigkeit, das Dunkel auszuleuchten – all dies wird von Therapeuten häufig mit dem Anspruch verwechselt, dieses Ideal tatsächlich zu verkörpern. Kein Wunder, dass wir uns verausgaben. Der Ansturm der Schmerzen ist gewaltig und kann uns zu einem trügerischen Gefühl untadeliger Rechtschaffenheit verleiten, zu dem Glauben an den Mythos vom gesunden Heiler.

Die fünfte Form der pathologischen Anpassung, ihre *Urform* vielleicht, erfolgt an unsere Eltern. Wir müssen sie und infolgedessen uns selbst als gesund betrachten können, um nicht sehen zu müssen, dass wir den Folgen ihrer Unzulänglichkeiten nicht entkommen sind. So verbinden sich ihre und unsere vermeintliche Gesundheit in der Vorstellung, geheilt zu sein. Die Relativität der Liebe unserer Eltern, unter Umständen gar ihre Lieblosigkeit, ist für uns dennoch unglaublich schwer zu verstehen. Unser primäres Bedürfnis, geliebt zu werden, nötigt uns, diese Menschen mit einem Cordon sanitaire zu umgeben. Der Heilungsimperativ wird zum Heilmittel des Gefühls, nicht geliebt zu werden. Unsere defensive Grandiosität verschmilzt mit einer vermeintlichen Forderung zu heilen. Der Schrei in meinem Traum ist ein Fluchtversuch. Meine Bitte um Freiheit, das heißt um das Recht, unvollkommen zu sein, wird in einer verrückt machenden perspektivischen Wendung von meinem Richter als »Faschismus« interpretiert. In vergleichbarer Weise ist die Entfernung des Nagels aus meinem Ohr nicht erlaubt, doch wie Dylan (1967) sagt: »Um außerhalb des Gesetzes zu leben, musst du ehrlich sein.«

Therapeuten sind Grenzgänger. Wir pendeln zwischen dem Glauben an Zustände von Ganzheit und drohender Vernichtung. Im fünften Jahr meiner psychoanalytischen Ausbildung, als ich versunken war in der Welt des inneren Lebens, ging mir plötzlich ein Licht auf: 99% der Menschen haben an den Dingen, die für mich und die Bedeutung meines Lebens zentral sind, wenig Interesse, erst recht kein berufliches.

Ich war schockiert. Heute denke ich, dass die Wanderungen zwischen innerer und äußerer Welt eine gewaltige Herausforderung darstellen. Größer als das Risiko, sich in einer der beiden Welten zu verlieren, ist nur die Gefahr, durch die Spannung zwischen ihnen zerrieben zu werden. Wenn Sie einen Therapeuten fragen, was er im Supermarkt gemacht hat, wird er ihnen von seinem inneren Erleben berichten. Wenn Sie jemand anderen fragen, sagt er Ihnen, was er eingekauft hat.

Konfrontiert mit den Grenzen unserer Subjektivität, mit dem unbekannten Unbewussten, dem unvermeidlichen Zusammenprall von Erfahrungswelten, der Unmöglichkeit vorherzusagen, was beim Aufeinandertreffen zweier Subjektivitäten passieren wird, der Notwendigkeit, einen nicht absehbaren und häufig genug merkwürdigen Prozess in Gang zu halten – wen nimmt es da wunder, dass es uns schwer fällt, Heilung zu definieren?

Ein Jahr ist vergangen, seit sich der erste Entwurf dieses Kapitels mehr oder weniger aufs Papier entlud. Länger noch beschäftigt mich die Frage, was in mir darauf drängt, gesagt zu werden. Diese Erfahrung ist, wie jeder Autor weiß, nicht immer angenehm. Man muss in einer Position passiver Aufmerksamkeit ausharren und dem Denken Zeit geben, sich zu entwickeln. Ich wusste, dass ich über Heilung schreiben wollte. Ich wusste auch, dass das Konzept des Scheiterns davon nicht zu trennen ist. »Die Jungs im Keller«, mein Unbewusstes, haben mir den Plan schließlich aufgedeckt. Was ich im Rahmen meiner Möglichkeiten erfahrungsnah und exakt beschreiben möchte, ist die *Erfahrung*, Therapeut zu sein, ist das intersubjektive Feld in der Binnensicht. Was dort, in diesem Feld, passiert, fasziniert mich und verlangt eine erfahrungsbezogene Antwort. Wenn es auf diese Weise möglich wird, erfahrungsfernere Schlussfolgerungen zu ziehen – umso besser. Das Scheitern interessiert mich, weil ich den Eindruck habe, dass in unseren Berichten über unsere Arbeit vieles ungesagt bleibt. Ich werde nervös, wenn ich allzu viele Geschichten *über* den therapeutischen Prozess höre, und halte es für unabdingbar, von innen nach außen zu blicken. Was dann passiert, werden wir in den folgenden Kapiteln sehen.

Ich habe meine eigenen Begrenzungen und Schwächen beschrieben, um zu veranschaulichen, dass unsere gesamte Subjektivität in das gesamte intersubjektive Feld einfließt und mitbestimmend ist für unsere Bemühungen, unseren Patienten zu helfen. In diesem Sinne wird jede Heilung eine System-Heilung sein. Jede Verminderung des Leidens des Patienten wird unweigerlich, wenn auch stillschweigend, eigenes Leid hervorrufen. Dies ist gerechtfertigt, weil unsere gemeinsame Menschlichkeit auf dem Spiel steht, wenn wir versuchen, uns zu verstehen und zueinander zu finden, indem wir Leiden anerkennen, anstatt es zu leugnen. Heilung wird verstanden als Befreiung aus einer Gefangenschaft, als Fähigkeit, Freude zu empfinden und ein gewisses Maß an Trauer über die Conditio humana anzunehmen. Der Prozess der Heilung ist also ein zweischneidiges Schwert. Es zeigt uns, wie eng verwoben unsere Stärken und Schwächen sind und was wir einander geben können – oder einander versagen. Dies zu akzeptieren bedeutet, sich von einem Imperativ des Geheiltseins zu befreien und in unserer gemeinsamen Menschlichkeit verbunden zu sein.

In George Atwoods Worten (persönliche Mitteilung, 2013): »Die Psychoanalyse ist keine *Aufgabe*, die als gescheitert oder als erfolgreich angesehen werden kann. Sie ist nicht einmal eine Mischung aus Erfolg und Scheitern, obwohl eine solche Sichtweise der Ambiguität und der Komplexität des Geschehens Rechnung trägt. Die Bedeutung und der Wert einer Psychoanalyse oder Psychotherapie bleibt Gegenstand einer sich stets verändernden, inneren Betrachtung.«

2. Kapitel

Rafaela: Behandlungsbeginn und -verlauf

It all happens for a reason,
even when it's wrong,
Especially when it's wrong.

»Fallin'and Flyin'«
Jeff Bridges

You're walking
And you don't always realize it,
but you're always falling.

»Walking and Falling«
Laurie Anderson

Die meisten Patienten, die ich um die Erlaubnis bat, meine Aufzeichnungen und Gedanken über sie und unseren gemeinsamen therapeutischen Prozess veröffentlichen zu dürfen, gaben mir ihr Einverständnis. Sie waren der Ansicht, dass ich den Verlauf ihrer Therapie recht gut wiedergegeben hatte, und fühlten sich durch die Selbstobjektfunktion des geschriebenen Wortes, das die für ihr Leben relevanten Bedeutungen gewissermaßen bezeugte, sogar bestärkt. Ein Patient, bei dem es zu einem Therapieabbruch gekommen war und den ich im Zusammenhang mit diesem Buchprojekt um Erlaubnis bat, darüber zu schreiben, lehnte ab.

Ich habe zuvor geschrieben, dass jedes Thema, in das wir uns in einer Psychoanalyse vertiefen, zu uns zu sprechen und uns zu antworten beginnt und uns auf eine Weise, mit der wir nie gerechnet hätten, beeinflusst. Als jener Patient mir mein Anliegen abschlug, kam es mir vor, als sei ich gegen eine Wand gelaufen. Eines meiner Themen ist das »Scheitern in der Psychoanalyse«, und er erteilte mir meinen ersten Anschauungsunterricht. Mir wurde klar, dass gerade Patienten, deren Therapie »gescheitert« war, einer Veröffentlichung nicht unbedingt zustimmen würden.

Der therapeutische Prozess, den ich in dem folgenden Fallbericht – mit dessen Veröffentlichung sich die Patientin einverstanden erklärt hat – beschreibe, war kein Fehlschlag. Ich glaube sogar, dass er recht erfolgreich verlief. Dennoch drohten wir ein ums andere Mal aus der Kurve getragen zu werden. Darüber möchte ich schreiben, denn unser Ringen mit mannigfaltigen Schwierigkeiten illustriert, wie ich hoffe, nicht nur meine These der engen Verflechtung von Erfolg und Scheitern, sondern zeigt auch, dass unsere Beschränkungen und Grenzen das paradoxe Potential haben, uns sowohl in die Irre zu führen als auch auf Kurs zu halten. Dementsprechend erweisen sich unsere Schwächen manchmal als Stärken und in anderen Situationen als desaströs. Umgekehrt können sich unsere Stärken je nach Kontext als Schwäche oder als Erfahrung einer besonderen Freiheit entpuppen. Mir geht es um Folgendes: Unsere subjektiven Welten verflechten sich so eng miteinander, dass es alles andere als einfach ist, zu bestimmen, was hilfreich und was hinderlich ist, oder Erfolg und Scheitern zu definieren. Ich glaube, dass meine Patientin in diesem therapeutischen Prozess sozusagen das Beste aus mir herausholte, auch wenn ich selbst mich oft für völlig untauglich hielt. Obwohl ich schwankte und strauchelte, stimulierte sie in mir Zärtlichkeit und den Glauben an die Kraft des menschlichen Geistes. Im Folgenden werde ich, wie schon erwähnt, meine eigenen Grenzen und Fehler beleuchten; ich möchte aber auch Licht auf diejenigen Aspekte unseres Berufs werfen, die hoffnungsvoll stimmen. Das Beste und das Schlimmste, Erfolg und Scheitern, sind miteinander verflochten.

In meinem Wartezimmer saß ein junger Mann, nein, eine junge

Frau vornübergebeugt auf dem Stuhl. Sie drehte den Kopf in meine Richtung, wie ein Boxer, der neunundneunzig Runden durchgehalten hat und auch die hundertste hinter sich bringen wird. In ihren Augen las ich eine ungewöhnliche Zärtlichkeit. Kummer lag über ihr wie ein Cape, in den Augen standen Tränen. Auf dem Weg ins Behandlungszimmer fielen mir ein kurzer, angedeuteter Hüpfer auf und die für eine rasche Schlagkombination typischen Schulterbewegungen. Ich fühlte mich in die Ecke gedrängt, in höchste Alarmbereitschaft versetzt und ging in Deckung.

Sie berichtete von dem Verlust einer dreijährigen Beziehung zu einer Frau, die sie geliebt hatte, und von einem Therapeuten, der sie kürzlich fortgeschickt hatte, weil sie sich weigerte, in einen Nicht-Suizid-Pakt einzuwilligen. Er habe sich nur für ein einziges Thema interessiert, nämlich ihre »genetisch determinierte Transsexualität« (die uns zwar später beschäftigte, aber nie ins Zentrum der Arbeit rückte). Deshalb habe sie keine Grundlage für die Arbeit mit jenem Therapeuten gesehen. Dann wollte sie meine Meinung zu all dem wissen, insbesondere zu dem Thema des Nicht-Suizid-Pakts. Ich dachte: »Ja, sie hat Recht.« Mir wurde klar, dass sie die Parameter ihrer Integrität schneller absteckte, als ich mich selbst positionieren konnte. Freiheit und Authentizität, basierend auf dem Recht, über ihre Selbstzerstörung zu diskutieren. Dies war ein Ruf zu den Waffen. Auf welcher Seite stand ich? Sofort regulierte ich mich herunter und versuchte, ruhig zu bleiben. Sie hielt ihr lebenslanges Gefühl, ausgeschlossen und abgelehnt zu werden, für ihr eigentliches Thema. Gegen dieses Gefühl habe sie angekämpft, indem sie sich in Suizidphantasien flüchtete wie andere in den Alkohol. Diese scharfsinnige Beschreibung des zentralen Themas ihrer schmerzvollen Vergangenheit und der Selbstschutzfunktion ihrer Suizidgedanken befreite mich aus der Schockstarre, mit der ich manchmal auf angsterregende Erfahrungen reagiere. Mir fiel eine Erinnerung ein: Ich saß, wie in Watte gehüllt, so dass alle Geräusche nur gedämpft, wie von weit her, zu hören waren, im Fond eines New

Yorker Taxis auf dem Weg zum Flughafen – die erste Etappe meines Umzugs nach Berlin.

Rückblickend denke ich, dass sie ihr Gefühl der Urheberschaft angesichts einer langen Geschichte brutaler Zurückweisungen zu behaupten versuchte, indem sie es gleichwohl wagte, um Hilfe nachzusuchen. Doch sie konnte sich mir gegenüber nicht in ihrer Verletzlichkeit zeigen, ohne eine Ausweichstrategie in petto zu haben. Wenn wir bedenken, dass »die Aufgabe, sich selbst durch die Erfahrung, von der Anderen ›gekannt‹ zu werden, ›kennenzulernen‹«, als »Grundlage der Selbstorganisation« anzusehen ist, steht »bei der Offenlegung der delikaten Quelle selbstorganisierender Initiative ›für die Selbstorganisation nichts weniger als alles auf dem Spiel‹« (L. Sander, zitiert nach BCPSG [2010] 2012, S. 81).

Rafaela berichtete mir, ihre Angst, abgelehnt zu werden, sei so groß, dass sie in Situationen, in denen sie sich beweisen zu müssen glaube, völlig hilflos werde. Sie ziehe sich dann zurück. Ihr Vater pflegte zu sagen, dass sie »dumm geboren« sei und sich daran nichts ändern würde. Ihre Mutter, eine gescheiterte Akademikerin, erwartete intellektuelle Brillanz von ihr und äußerte ihr Missfallen durch eisige, wortlose Blicke. Rafaela fühlte sich gefangen zwischen einem inneren Perfektionsideal – zum Beispiel dem Anspruch, lediglich über hochrelevante Themen zu sprechen – und der Angst zu scheitern. Das Sprechen, so stellte sich heraus, ging auch mit der Furcht einher, dass ich meine Kenntnisse über sie ausnutzen würde. Deshalb blieb sie häufig stumm.

Wie sahen unsere Sitzungen aus? Stellen Sie sich einen gefrorenen See vor, so weitläufig, dass die Konturen der Bäume am Horizont in die eisige Oberfläche übergehen. Wir laufen Schlittschuh. Wir laufen nicht synchron, stimmen unsere Bewegungen aber blind aufeinander ab. Wir laufen hierhin, wir laufen dorthin. Wir sprechen von diesem, wir sprechen von jenem. Zu hören sind das zischende Geräusch der Schlittschuhe, das Knistern des Eises, das wie ferne Schüsse klingt. Unter uns Stille. Keine Worte. Der Dunst unseres Atems. Wir schwitzen. Später sagte sie, sie habe sich in solchen Situationen selbst gerettet, indem sie die Muster auf meinem Teppich zählte. Und viel später erst gestand sie, eineinhalb Jahre lang nur über Banalitäten gesprochen zu haben. Weil ich sie gewähren ließ, habe sie Vertrauen zu mir fassen können.

Rafaela hatte das Gefühl, dass ich in einer anderen Welt lebte als sie, in einem Land der Hoffnung und der Träume, während sie ihr Dasein unter dem grauen Schleier der Verzweiflung und Enttäuschung fristete. Sie empfand meine Bemühungen, die Kluft zu überbrücken, wie »Dolchstiche ins Herz«, fühlte sich verspottet und sagte, die Redewendung, dass es am Ende des Regenbogens einen Kessel mit Gold gäbe, träfe auf sie nicht zu. Ihrer Meinung nach lebte ich in einem analytischen Kokon. Meine Deutungen waren »Seifenblasen«, »leere Worthülsen«, die mir selbst beweisen sollten, wie verständnisvoll ich doch war. So gesehen, bildeten ihre »Banalitäten« die perfekte Entsprechung zu meinen eigenen sinnleeren Angeboten. Wenn ich von einer Verbindung zwischen uns beiden sprach, nahm Rafaela sie nicht wahr. Wenn ich ihr nicht half, fühlte sie sich allein gelassen. Wenn ich sagte, dass ich bei ihr sei, bezeichnete sie mich als Lügner. Sie fühlte sich wie ein »analysierbares Objekt«, jedoch nichts klärte sich. »Sie können so viel analysieren, wie Sie wollen, aber es fragt sich, für wen Sie eigentlich analysieren, für die Krankenversicherung, für sich selbst?«

Rückblickend, mit dem Abstand von eineinhalb Jahrzehnten, kann ich ihre Gefühle verstehen. Meine Interventionen waren grobschlächtige Produkte meines Wunschdenkens. Wenn ich ehrlich wäre, müsste ich zugeben, dass ich ihr nicht helfen könne, sagte Rafaela zu mir. Wenn wir beide schwiegen, spürte ich, wie ich mich verspannte. Ich erinnere mich an meine Angst, dass sie ihre Suizidabsichten in die Tat umsetzen würde. Ich wusste nicht, was ich machen sollte. Ich war hilflos. Heute begreife ich dank der Theorie dynamischer Systeme, dass sich ein »Attraktorzustand« (Thelen und Smith 1994; Stolorow

1997) entwickelt hatte, also ein dynamischer Zustand, in dem meine analytische Haltung ihren schlimmsten Befürchtungen und Erwartungen nahezu perfekt entsprach. Mein Bedürfnis, ihr zu helfen, hatte sich mit ihrer Angst, mich zu enttäuschen und von mir enttäuscht zu werden, verschränkt. Unter ihrem Blickwinkel war der Feind die Hoffnung, denn diese war gleichbedeutend mit neuerlichem Desaster: Wie man's auch machte, es war verkehrt. Hier springen die beiden pathologischen Anpassungen, die ich im 1. Kapitel beschrieben habe, ins Auge: Der Imperativ zu heilen als psychotherapeutisches Ideal und der Mythos des gesunden Heilers fallen in eins mit einem defensiven Selbstideal, das bar aller schmerzvollen Gefühle und aller subjektiven Fehler ist. Viel später wurde Rafaelas Angst, dass das Eis unter unseren Füßen tatsächlich halten *würde*, zentral. Zunächst aber möchte ich den Prozess, der sich entfaltete, mit dem genetischen Hintergrund in Verbindung bringen.

Rafaela war Anfang dreißig, als sie zu mir in Analyse kam. Sie war in der DDR geboren worden. Ihre Eltern arbeiteten viele Stunden am Tag, auch samstags, in einem Einzelhandelsgeschäft. Ihre Mutter war eine glühende Anhängerin des sozialistisch-kommunistischen Ideals. Die Eltern hatten ihr erzählt, dass sie aus finanziellen Gründen in ihrem ersten Lebensjahr die Woche über in einem Säuglingsheim untergebracht worden war. Sie wurde samstags abgeholt und montags früh wieder ins Heim zurückgebracht. Der menschliche Kontakt beschränkte sich dort, wie sie später erfuhr, auf dreimaliges Füttern und Windelwechseln pro Tag. Als sie ein Jahr alt wurde, holten die Eltern sie nach Hause, brachten sie allerdings bis zur Einschulung in einem Ganztagskindergarten unter. Als Schülerin wurde sie nach dem Unterricht bis zum Abend im Hort betreut. In der restlichen Zeit sollte sich ihre drei Jahre ältere Schwester um sie kümmern, doch diese war eifersüchtig auf die Jüngere und neidete ihr die vielen Spielsachen. Rafaelas sechs Jahre älterer Bruder kehrte nach sechsjähriger Heimbetreuung in die Familie zurück, als Rafaela eingeschult wurde. Sie hatte ihn zwar zuvor nicht kennengelernt, mochte ihn aber sehr. Nach kurzer Zeit jedoch flüchtete er – zuerst aus der Familie und dann aus dem Land. Die Familie war in zwei Lager gespalten, mit dem Vater und Rafaela auf der einen Seite und ihrer Schwester und Mutter auf der anderen. Rafaela hatte sich von ihrem Vater, einem scheuen, zurückhaltenden, freudlosen, moralisierenden Mann, stets geliebt gefühlt. Ihre Mutter war in ihren Augen ehrgeizig und dominant. Sie neigte zu Depressionen. Beide Eltern vermittelten ihr das Gefühl, dumm zu sein; nicht einmal glänzende Schulleistungen waren ihnen gut genug. Jeder Fehler gab Anlass zu langwierigen Diskussionen, doch über gute Leistungen verlor niemand ein Wort. Mit acht Jahren begann sie zu stottern. In dieser Zeit stellte sie sich zum ersten Mal vor, sich umzubringen. Auch der Gedanke, lieber ein Junge zu sein, ging auf dieses Alter zurück. In der Schule zettelte sie gezielt Auseinandersetzungen mit Jungen an und lechzte danach, Fußball spielen zu dürfen – mit dem Ergebnis, dass sie sowohl von der Jungen- als auch von der Mädchengruppe ausgeschlossen wurde. Die Geschlechterfrage wurde zu einer dauernden Schlacht zwischen Mutter und Tochter. Als Rafaela zwölf war, ließen ihre Eltern sich scheiden. Später heirateten sie erneut. Ihre Mutter warf ihr vor, an der Scheidung schuld zu sein; ihr vernichtender, wortloser Blick sagte ihr, dass sie ein aussichtsloser Fall sei.

Mit Beginn der Pubertät begann Rafaela, sich zurückzuziehen. Sie flüchtete sich in eine Welt aus Abenteuerbüchern und Musik, verbarg ihren Körper unter geschlechtsneutraler Kleidung und litt Qualen, als ihre Menstruation einsetzte. Sie hatte ungewöhnlich starke Schmerzen, die sie jeden Monat zehn Tage lang lähmten und ihr Gefühl der Verlorenheit und Isolation weiter vertieften. Zwei Ereignisse bestärkten sie in ihrer Überzeugung, außerhalb der Menschheit zu stehen, der Liebe nicht wert und für immer zum Alleinsein verdammt zu sein. Als sie siebzehn war, drang ein junger Mann in ihr Apartment ein und versuchte, sie mit vorgehaltenem Messer zu vergewaltigen. Obwohl er sie ins Gesicht schlug und gegen die Wand schleuderte, sagte sie zu ihm, dass es ihr gleichgültig sei, ob sie lebe oder tot sei – aber vergewaltigen könne er sie nicht. Er ließ von ihr ab und wurde später als Serientäter verurteilt. Nachdem sie ihn zur Tür hinausgedrängt hatte, setzte die Reaktion auf das Trauma ein – sie zitterte und weinte. Noch immer in Todesangst, verließ sie die Wohnung und rannte zum Haus einer Freundin. Deren Mutter alarmierte ihre Eltern. Mit der Begründung, er müsse arbeiten, weigerte sich der Vater zu kommen. Die Mutter war noch in einer Sitzung. Als sie endlich auftauchte, fragte sie Rafaela immer wieder, ob sie die Wahrheit sage. Auf dem Weg zur Polizei hielt sie einen Meter Abstand von ihrer Tochter. Rafaela berichtete, sie habe drei Jahre lang »dicht gemacht«, zumal sie sich vor allen Männern fürchtete – auch vor ihrem Vater, wofür sie sich sehr schämte. Wegen ihres Stotterns hatte sie den Kontakt zu anderen Menschen ohnehin gravierend eingeschränkt. Nach und nach gelangte sie zu der Überzeugung, dass es besser gewesen sei, nie geboren zu werden. In ihr Tagebuch schrieb sie ein ums andere Mal: »Ich möchte sterben.« Gleichwohl versuchte sie, aus ihrer Isolation auszubrechen, indem sie sich der alternativen Szene anschloss, Bier trank – was ihr nicht bekam – und Campingtouren unternahm. Ihre Mutter behauptete, sie habe den falschen Umgang. Rafaela unterschrieb auch eine Resolution, einen Protest gegen die offizielle Regierungspolitik. Ihre Mutter entdeckte einen entsprechenden Hinweis in ihrem Tagebuch und informierte die Stasi. In den Verhören konnte Rafaela weitere Nachforschungen über sich selbst und ihre Freunde abwenden. Als sie aber herausfand, dass ihre regimetreue Mutter sie verraten hatte, erstarb jedes Gefühl in ihr. Erst viele Jahre später gab die Mutter zu, dass sie die eigene Tochter denunziert hatte.

Mit neunzehn bekam Rafaela zum ersten Mal Panikattacken und erkannte, dass sie Hilfe brauchte. Sie begab sich zunächst in eine Einzel- und später in eine Gruppentherapie. Das Stottern hatte sie sich selbst ohne Hilfe abgewöhnt. Noch während der Therapie unternahm sie einen ersten Suizidversuch. Ihr Vater konnte sie retten. Die Mutter setzte sie zunehmend unter Druck und verlangte von ihr, sich wie eine heterosexuelle Frau zu benehmen. Rafaela schlief mit einigen Männern, doch zumeist waren diese Affären unglücklich. Anschließend hatte sie mehrere langjährige Liebesbeziehungen zu Frauen. Trotz der Intimität, die sich entwickelte, konnte sich Rafaela nicht zugestehen, glücklich zu sein. Wenn sie sich zusammen mit ihrer Freundin gut fühlte, machte sie die Stimmung häufig zunichte, indem sie einen Streit vom Zaun brach. Sie spürte selbst, dass sie in der Sexualität eine aktive, männliche Rolle übernehmen wollte und dass es ihr schwerfiel, einfach loszulassen.

Trotz der schweren Vernachlässigung und der Zurückweisung, die sie als Kind und Jugendliche erlebt hatte, und ungeachtet ihrer tiefen Überzeugung, eigentlich kein Existenzrecht zu besitzen, hatte sie sich zu einer mutigen, einsamen Kämpferin entwickelt. Sie lebte früh allein und schloss sowohl das Gymnasium als auch ihr Studium ohne jede Hilfe ab. Gegen Ende der Studienzeit traten ihre Vernichtungsgefühle in der Angst zutage, keinen Arbeitsplatz zu finden: Niemand würde bereit sein, sie einzustellen. Wieder einmal stand sie am Abgrund. Unter dem Druck der Trennung von ihrer Freundin, ihrer unbeantworteten Fragen bezüglich ihres sexuellen Selbst und der Weigerung des Therapeuten, über ihre wiedergekehrten Suizidgedanken zu sprechen, die sie immer schneller, einer Todesspirale gleich, nach unten zogen, begab sie sich schließlich in Analyse.

Doch zurück zum therapeutischen Prozess. Vertrauen und Verrat, der Wunsch, gehalten zu werden, und die Angst, in der Umarmung zu ersticken, wurden zu zentralen Themen. Die Geschichte, die ich erzählen möchte, handelt von den Eindrücken, die wir im Anderen hinterlassen, von den Spuren, die er in uns hinterlässt, von unserem impliziten Beziehungswissen und dem Lernprozess, den wir gemeinsam durchlaufen und der uns verändert. Die Entwicklung von Formen des Miteinander-zusammen-Seins ist für den therapeutischen Prozess konstitutiv. »Mit ihrer Betonung der therapeutischen Beziehung können sich die relationalen Schulen auf eine umfangreiche, evidenzgestützte empirische Literatur berufen, die die therapeutische Wirkung unmittelbar in der Beziehung verortet. [...] Die Studien [zur Ergebnisforschung] verweisen auf die zentrale Bedeutung, die der Qualität der Beziehung für die Herbeiführung therapeutischer Veränderung zukommt« (BCPSG [2010] 2012, S. 242). In der Terminologie der Boston Change Process Study Group ([2010] 2012) formuliert, erzeugt die »Passung« zwischen den Partnern der therapeutischen Dyade eine Richtung. Ich verstehe dies in dem Sinn, dass sich in therapeutischen Prozessen durch das Zusammenkommen spezifischer Menschen von Anfang an – zunächst unerkennbar – Leitthemen herauskristallisieren. Diese Leitthemen sind eine Ko-Konstruktion beider Teilnehmer, sind bestimmend für die zu bewältigenden Aufgaben einer Therapie und werden meistens erst am Ende des Prozesses in ihrer Tragweite verstanden.

Im Vorangehen, Innehalten, Weiterstolpern und durch die Klärung von Missverständnissen entwickeln sich Verbundenheit und das Gefühl, gemeinsam zu überleben. Gehalten wurde Rafaelas dreijährige Analyse von dem Spannungsbogen der Suche nach Würde angesichts unserer Zweifel und unseres Scheiterns. Dünnes Eis unter uns, Schweigen um uns.

Warum suchten wir so oft vergebens nach Worten? Was hielt Rafaela in ihrer Sprachlosigkeit gefangen? Wie schon erwähnt, werden vorgegebene Strukturen unter dem dynamisch-systemischen Blickwinkel als ungemein stabile Attraktoren lebender Systeme erkennbar. »Pathologie wird [...] nicht durch fixierte intrapsychische Mechanismen aufrechterhalten, die in der isolierten Psyche des Individuums aktiv sind, sondern durch unablässig wiederkehrende pathogene frühe Interaktionsmuster – durch stabile Attraktorzustände des Mutter-Kind-Systems –, deren Struktur [...] im System Patient-Analytiker von beiden Beteiligten immer wieder reproduziert wird. [...] Dies bringt die Gefahr einer Retraumatisierung des Patienten mit sich« (Stolorow

1997, S. 342). Wenn mein verzweifeltes Bedürfnis, Rafaela zu helfen, sich mit ihrer Angst, zu enttäuschen und enttäuscht zu werden, verschränkte, gerieten wir in einen Zustand der Starre, der uns verstummen ließ. Doch Rafaela konnte mich zumindest herausfordern, um zu testen, wer ich war und ob ich die Intensität ihrer Gefühle aushielt; die Therapie gab ihr die Chance herausfinden, ob sie auch bei mir, genauso wie in ihrer Familie, ungesehen bleiben würde. Gleichwohl strengte es sie an, mit mir zu kämpfen, es erschöpfte sie und stimmte sie oft hoffnungslos.

Wenn sie allein war, zog diese Verzweiflung sie tiefer und tiefer in die Suizidalität. Wie fühlte sich dieser Sog an? Ich stelle ihn mir vor wie ein Verbrennen in Scham- und Unzulänglichkeitsgefühlen. Jeder Moment, in dem Rafaela ihrer Scham innewurde, triggerte automatisch den nächsten, so dass eine Kettenreaktion in Gang gesetzt wurde, bis sie nichts mehr fühlte als nackten Schmerz. Die Suizidgedanken erleichterten sie, stoppten die Verzweiflungsspirale, ließen Rafaela »Ich« sagen: »Ich bin nicht hilflos.« Jeder Ausflug auf Hochhausdächer, jeder Augenblick, in dem sie ihrer Entscheidungsfähigkeit innewurde, stärkte ihr Gefühl der Urheberschaft. Und hielt sie davon ab, zu springen.

Die alles entscheidende Grundlektion, die sie gelernt hatte, lautete: »Wirklich sicher bist du nur allein.« Ihr Rückzug in ihre »Burg«, wie sie es nannte, schützte sie vor Entwertungen und vor dem Gefühl, nicht wahrgenommen zu werden. Zugleich aber war ihre Burg ihr Gefängnis. Am Ende bliebe als einziger Fluchtweg in die Freiheit der Suizid – eine Behauptung der Würde angesichts vernichtender Demütigung. In einem ganz ähnlichen Sinn hatte sie, wir erinnern uns, zu dem Mann, der in ihre Wohnung eingedrungen war, gesagt: »Du kannst mich töten, aber du wirst mich nicht vergewaltigen.« Indem sie die »delikate Quelle selbstorganisierender Initiative« (BCPSG [2010] 2012, S. 81) offenlegte, die Freiheit, mit mir über die Selbsttötung zu sprechen, setzte sie nicht nur ihre Selbstorganisation, sondern ihr

Leben aufs Spiel. In beiden Beispielen war ihr die Freiheit, sich ihre Würde zu bewahren, das oberste Gebot.

Mit dem Schritt in die Therapie bezog sie mich in ihren inneren Dialog ein. Deshalb verkörperte ich für sie gleichermaßen eine Gefahr wie auch eine Hoffnung. Ihr Schweigen spiegelte diesen harten inneren Kampf wider. Das Zählen der Muster auf meinem Teppich diente ihr zur Beruhigung.

All dies aber wurde mir erst rückblickend klar. In den Anfangsphasen ihrer Therapie lösten unsere Interaktionen vor allem eine physiologische Reaktion in mir aus: Unsere heftigen Kämpfe führten zu einer Art Verspannung und Verkrampfung meiner Eingeweide. Hätte ich damals schon gewusst, was ich später sowohl über meine Patientin erfuhr als auch über den hohen Stellenwert prozeduraler, nonverbaler Interaktionen lernte, hätte ich sie auf dieser Behandlungsebene angesprochen. Beebe und Lachmann ([2002] 2004) beschreiben in ihrem Buch *Säuglingsforschung und die Psychotherapie Erwachsener* die Behandlung Karens, deren einsame Selbstregulation und deren Rückzüge mich an Rafaela erinnerten. Frank Lachmann schildert anrührend, wie er die Selbstregulation seiner Patientin zu modulieren versuchte, sein eigenes Arousal dämpfte und seiner habituellen Expressivität die Zügel anlegte, um sich dem für sie erträglichen Arousalniveau anzupassen. Dies gleicht meiner anfänglichen Reaktion auf Rafaela. Indem Lachmann seine Stimme, den Tonfall und seine Gestik herunterregulierte, konnte er die affektive Bandbreite des gemeinsamen Diskurses erweitern und die Voraussetzung für ein gewisses Vertrauen schaffen. Er berichtet auch, dass ihm die Bedeutung der nonverbalen, gemeinsam regulierten Interaktionen und deren Einfluss auf Karens und seine eigene Selbstregulation erst im Nachhinein bewusst geworden sei.

An Rafaela rauschten meine symbolischen Deutungen vorbei; vor allem meine Übertragungsdeutungen perlten an ihr ab. Lachmann schreibt: »[…] grobe Übertragungsdeutungen richteten nie viel aus« (Beebe und Lachmann ([2002] 2004, S. 71). Sie fühlte sich durch solche Interventionen provoziert und griff mich an, weil sie glaubte, dass ich mich über sie lustig machte. Im Jahr unserer Krise aber wurde ihre Reaktion auch durch die schmerzvollen Aspekte der zuvor starren und nun in Bewegung kommenden Attraktorzustände ausgelöst. Mit anderen Worten: Wir veränderten uns, und Veränderungen sind bedrohlich. Die Erkenntnis des »Wir« der Veränderung verstieß gegen Rafaelas fundamentales Organisationsprinzip des Alleinseins.

In der ersten Hälfte des therapeutischen Prozesses fehlten mir oft die Worte. Angesichts ihrer Verzweiflung und Qual hatte ich das Gefühl, als bohrten sich zahllose winzige Widerhaken in meinen Solarplexus. Während sie spürte, dass ich ihr die Freiheit ließ, Banalitäten zu erzählen, und deshalb Vertrauen zu mir fasste, wurde mir meine Unfähigkeit, unsere gemeinsame bzw. wechselseitige Regulierung und Verbundenheit in Fluss zu bringen, ein ums andere Mal schmerzlich bewusst. Natürlich ließ ich ihr Raum, indem ich mich zurückhielt, so dass sie sich nicht bedrängt fühlte. Dies half ihr insofern, als es ihre Erwartung, sich gegen Übergriffe wehren zu müssen, unterlief. Sie hatte seit jeher das Gefühl gehabt, dass ihre Mutter sie zwar ablehnte, sich aber gleichzeitig »wie Kleber« an sie hängte. Dieses Beispiel für das Zusammenwirken unserer unterschiedlich organisierten subjektiven Welten bestätigt meine These, dass Schwäche und Stärke, Heilung und Scheitern aufs engste miteinander zusammenhängen. Was ich als quälende Unzulänglichkeit erlebte, gab ihr den Raum, den sie brauchte, um den Konflikt Misstrauen-Vertrauen durchzuarbeiten. Später konnte sie mir sagen, dass ihre Annäherungs- und Distanzierungsschritte einem bestimmten Rhythmus folgten: In jeweils drei aufeinanderfolgenden Sitzungen blieb die Zugbrücke ihrer Burg oben, dann wurde sie für ein Sitzung heruntergelassen. Zwei Jahre, in denen sie winzige Schritte auf mich zu machte, und ein Krisenjahr, in dem unsere Verbindung zu halten drohte und ihren Überlebensmodus, das Alleinsein, infrage stellte. Jede Zurückweisung, die ihr je widerfahren war, jede Vernachlässigung gab sie mir in Form ihres verständlichen tiefen Misstrauens zurück. Immer wieder musste sie prüfen, ob ich das Ausmaß ihrer Verzweiflung wirklich verstand. Gleichzeitig unterstützte jede Meinungsverschiedenheit ihre Selbstdifferenzierung und half ihr, sich zu definieren. »Sehen Sie mich? Und falls Sie mich sehen – werden Sie bei mir bleiben?«, lautete ihre Frage. Die Kämpferin in ihr musste testen, ob ich ihr Vertrauen verdiente; diese Ressource hatte ihr gute Dienste geleistet, auch wenn sie sich gelegentlich als zweischneidig erwies. Wie dem auch sei – sie garantierte ihr eine gewisse Mindestsicherheit. Der vernichtete Teil ihrer selbst wollte sehen, ob das Leben lebenswert sein konnte. Manchmal fürchtete ich, dass wir es nicht schaffen würden.

Ich möchte zeigen, dass wir aus der Bearbeitung und Bewältigung unserer Grenzen und unseres Scheiterns lernten, miteinander zusammen zu sein. Warum lege ich solch großen Wert auf das Wort »Scheitern«? Es klingt nicht unbedingt psychoanalytisch und impliziert sogar eine moralische Konnotation, die unserer wissenschaftlichen Diskursebene fremd ist. Ich benutze es aus zwei Gründen: Ich möchte beschreiben, wie es sich *anfühlt*, in Behandlung zu sein – sei's als Patientin, sei's als Therapeut. Und ich möchte betonen, dass die Grenzen der Subjektivität des Therapeuten das Patient-Analytiker-System erheblich beeinflussen. Dieser Aspekt wurde traditionell eher stiefmütterlich behandelt. Zahlreiche Fallberichte »legen nahe, dass viele Therapien nicht aufgrund unzutreffender oder nicht angenommener Deutungen scheitern oder beendet werden, sondern weil jene Augenblicke, in denen eine bedeutsame Verbindung zwischen den beiden Beteiligten hätte hergestellt werden können, ungenutzt vorübergingen« (BCPSG [2010] 2012, S. 19). Dennoch ist nicht zu »ignorieren, dass sowohl die Momente einer authentischen Begegnung als auch das Ausbleiben oder Scheitern solcher Begegnungen häufig sehr klar als Schlüsselereignisse der Behandlung erinnert werden« (ebd.). Erfolg und Scheitern sind gleichermaßen herausstechende Momente, und ich hoffe, zeigen zu können, wie sie miteinander verflochten sind. Das Verständnis ihrer Zusammenhänge wirft neues Licht auf uns selbst und unsere Therapien.

Gegen Ende des zweiten Behandlungsjahres setzte unsere Krise ein. Rafaela hatte Arbeit gesucht, einen Lebenslauf geschrieben, Bewerbungen verschickt und nebenbei einen Professor gefunden, der sich bereit erklärte, ihre Dissertation zu betreuen. Der Kampf, den sie mit der Agentur für Arbeit um das Arbeitslosengeld führen musste, wiederholte die Abweisungen und Demütigungen, die sie schon als Kind erfahren hatte. Ihr Gefühl der Wertlosigkeit, ihre Wut und ihre Hoffnungslosigkeit waren überwältigend. Sie wurde suizidal. Dass sie sich gleichzeitig, wie langsam und mühevoll auch immer, erste Erfolge in der Welt verdienen konnte, führte die Krise in ihrer Therapie mit herbei.

Eine weitere Ursache war natürlich die Art und Weise, wie sie unsere Beziehung erlebte. Sie bedauerte ihre Offenheit mir gegenüber und hatte »das Gefühl, überall angefasst worden zu sein, wie bei einem Vergewaltigungsversuch«. Dass ich ihre Unfähigkeit zu sprechen verstand, machte sie wütend, denn sie selbst fühlte sich einfach nur leer. Dass ich ihr Aufmerksamkeit schenkte, ließ sie zusammenzucken. Mit ihrem Hass konnte sie leichter umgehen; ihre Mutter beispielsweise war eindeutig gemein gewesen und hatte ihr immer nur signalisiert: »Lass mich in Ruhe.« Sie wusste nicht, wie sie mit mir zusammen sein sollte, denn ich tolerierte ihren »ganzen Mist«, und ebendies bereitete ihr Unbehagen. Es brachte den ihr vertrauten Kreislauf aus Wertlosigkeitsgefühl, Flucht und Erleichterung durch körperlichen Schmerz und Suizidphantasien durcheinander. In meiner Gegenwart fühlte sie sich unsicher und ausgeliefert, und das machte sie wütend.

Eine erste Ahnung der dräuenden Krise kam mir, als sie ein Foto ihrer Katze Martha mitbrachte und mir deren Vorlieben und Abneigungen zu erklären begann. Sie hatte wiederholt betont, dass Martha – ein Streuner, den sie bei sich aufgenommen hatte – der einzige Grund sei, weshalb sie sich noch nicht umgebracht habe. Martha wiederum hatte ihr einmal das Leben gerettet, indem sie auf sie sprang und sie wachhielt und dadurch verhinderte, dass Rafaela nach einem Suizidversuch ins Koma fiel. Sie hatte Martha versprochen, immer für sie da zu sein. Sollte sie beschließen, sich umzubringen, sollte ich mich der Katze annehmen. Auch dies hatte sie mir erzählt. Am Tag nach der Sitzung, in der sie mir das Foto gezeigt hatte, klopfte es an meiner Praxistür. Als ich öffnete, war niemand zu sehen, doch auf dem Boden stand ein Katzenkorb. Ich rannte die Treppen hinunter und holte Rafaela ein, als sie gerade um die Ecke bog. Ich überredete sie, mit mir in die Praxis zurückzugehen, um zu reden. Wir waren in sehr tiefen Gewässern angelangt. Ihre Wut und Verzweiflung richteten sich gegen mich. Sie wollte die Therapie abbrechen.

Rafaela hatte dem Katzenkorb einen Brief beigelegt, in dem sie mir auseinandersetzte, dass sie nicht mehr in der Lage sei, auf sich aufzupassen. Sie wolle aber Martha in guten Händen wissen. Aus ihrer detaillierten Beschreibung der nötigen Pflege und Versorgung des Tieres sprach all die Liebe, die sie selbst hatte entbehren müssen. Der Brief endete mit der flehentlichen Bitte, Martha nicht ins Tierheim zu bringen.

Die gesamte Aktion enthielt aber noch eine weitere, ebenso bedeutsame Botschaft. Kurz danach nämlich erklärte mir Rafaela in einem zweiten Brief, dass niemand, sie selbst inbegriffen, ihr helfen könne. Sie wolle nicht länger ihrem eigenen Untergang zusehen, sondern in Würde aus dem Leben gehen. Sie habe ihre Pflicht gegenüber Martha erfüllt. Nach dem Fall der Mauer sei es ihr nicht gelungen, sich in der Wettbewerbsgesellschaft durchzusetzen. Sie sei gescheitert, und sie sei allein. Meine Behauptung, ich sei für sie da, sei eine Lüge, denn ich erledigte nur meinen »Job«. Indem sie mir Martha überlasse, gebe sie mir die Chance zu beweisen, dass ich wirklich »für sie da« sei.

Ich geriet in Panik und erfüllte dadurch ihre Prophezeiung, dass auch ich sie enttäuschen würde. Ich rief sie an und sagte, dass ich den sozialpsychiatrischen Dienst zu ihrer Wohnung schicken würde, wenn sie mir nicht verspreche, sich nicht umzubringen. Damit zerstörte ich das Vertrauen zwischen uns. War ich wütend darüber, dass sie mich auf eine so aggressive Weise testete? Ich war erschüttert, aufgewühlt, und ich hatte Angst. Angst um sie und Angst um mich. Wenn ich überhaupt Wut verspürte, dann äußerte sie sich in meiner Drohung, Dritte einzuschalten, doch auch sie war aus der Angst geboren. Rafaelas Entschluss, Martha vor meiner Tür zu deponieren, und meine Entscheidung, hinter ihr herzulaufen, waren zweifellos »Jetzt-Momente« (BCPSG 2010), wenngleich von dritter Art, nämlich Signale der Verzweiflung. Mein Anruf öffnete gewissermaßen die Schleusen, die mich bislang vor Rafaelas Wut geschützt hatten, denn nun hielt sie mir all meine Fehler und Mängel vor: Zum Beispiel sei ich für sie im Grunde nicht real, als Mensch, der sie auch einmal kritisieren würde, nicht wirklich sichtbar. Es stimmt, dass eine meiner Schwierigkeiten – ein charakteristisches Merkmal meiner Subjektivität – darin besteht, Aggression auszudrücken oder mich direkt damit auseinanderzusetzen (siehe Jaenicke 2010). Im Folgenden werden wir sehen, dass Rafaelas Reaktionen und ihr Gefühl, missverstanden zu werden, mit meiner grundsätzlicheren Schwierigkeit zusammenhingen, ihr authentisch zu begegnen oder eine größere Bandbreite meiner emotionalen Reaktionen zu zeigen. Damit sind wir wieder bei meiner These angelangt: Die Behandlung wird durch die Subjektivität des Therapeuten maßgeblich beeinflusst – im positiven wie auch im negativen Sinn. Fehler sind unvermeidlich. Es geht nicht darum, dass ich mich anders hätte verhalten oder ein besserer Therapeut hätte sein *müssen*; entscheidend ist vielmehr, dass ich mich *nicht* anders verhielt und dass ich *kein* besserer Therapeut war. Zu fragen ist also: Wie wirkte sich meine Subjektivität auf den Prozess und auf unser Zusammensein aus?

Gemeinsam war uns die Angst vor einem unveränderlichen Nichts und Nirgends. Die Grundangst ist die Angst zu sterben. Wenn wir nicht anerkennen, dass wir sterben werden, begreifen wir den Tod als Niederlage und sehen uns selbst als Versager. Wir verwandeln die unabänderliche Wahrheit des Todes in Ängste, an denen wir uns abzuarbeiten versuchen, die wir überwinden oder als Psychotherapeuten heilen wollen. Wenn wir unsere Vergänglichkeit jedoch akzeptieren, können wir auch unsere Versagensängste unter einem anderen Blickwinkel betrachten, der es uns zugleich ermöglicht, das, was wir als Therapeuten leisten und nicht leisten können, nachsichtiger zu beurteilen. So beängstigend unsere Sterblichkeit und das Leid, das zum Leben gehört, sein mögen – sie weisen uns doch einen Weg zur Heilung. Dies möchte ich anhand einer Untersuchung all der Vorwürfe zeigen, mit denen Rafaela mich nach dem Vertrauensbruch in einem dritten Brief überschüttete. Danach brach sie die Therapie vorübergehend ab.

> Es gab zahllose Momente, in denen Sie mich nicht verstanden haben. Entweder Sie wollen oder Sie können mir nicht helfen. Als ich gesagt habe, dass ich an einem Punkt angelangt sei, an dem ich etwas ändern müsse, und dass ich eine Selbsthilfegruppe suchte, hielten Sie das für keine gute Idee. Sie meinten, ich würde mich selbst schlechtmachen. Als ich sagte, meine Tage seien voller Dunkelheit, haben Sie es ignoriert und mir immer wieder dieselbe Frage gestellt: Was ist an diesem Tag geschehen? All diese kleinen Missverständnisse summieren sich. Und wenn Sie dann emotional werden, fangen Sie an, Englisch zu sprechen, obwohl Sie genau wissen, dass ich kein Wort verstehe! Warum tun Sie das? Führen Sie Selbstgespräche? Offensichtlich! Einmal habe ich etwas auf Japanisch zu Ihnen gesagt: Mattemotto, einfach um Ihnen zu zeigen, wie es sich anfühlt. Mir kommt es vor, als wollten Sie immer die Oberhand haben. Es ist doch merkwürdig, dass Sie mich jedes Mal missverstehen oder anfangen, Witze zu machen, wenn ich etwas Neues ausprobieren möchte und mich bewege. Ich glaube, Sie brauchen einfach das Gefühl, dass alles, was gut ist, von Ihnen kommt und ich dafür dankbar zu sein habe. Ohne Mr. Jaenicke gibt es in meinem Leben wenig Gutes. Sie sagen immer, die Therapie sei ein Spiegel des Lebens da draußen. Dabei vergessen Sie, dass draußen niemand dafür bezahlt wird, dass er einem zuhört. Und sie sagen, der Unterschied bestünde darin, dass ich mir Ihren Mist nicht anhören müsse. Aber Sie können Ihre Feindseligkeit nicht verbergen. Sie machen sich etwas vor. Die Realität *ist* anders! Das Reden übertüncht den Widerspruch, aber aus

dem, was Sie tun, spricht die Wahrheit. Und Sie, Sie halten sich zurück und geben sich bedeckt. Ich habe in zwei Gruppenstunden mehr erlebt als mit Ihnen in zwei Jahren. Sie können mir jetzt vorwerfen, dass ich kalt wäre, aber das bin ich nicht. Ich habe diese zwei Jahre gebraucht, um Ihnen dies zu sagen, aber ich habe nichts, gar nichts gelernt, was ich nicht vorher schon gewusst oder selbst entdeckt hätte. In Wirklichkeit muss ich sowieso alles allein machen, also brauche ich auch keine Therapie. Auch wenn ich jetzt »Auf Wiedersehen« zu Ihnen sage, reagieren Sie nicht, wie immer. Sie werden protestieren und mir erklären wollen, dass wir »jetzt an einem wichtigen Punkt angelangt« seien – was für ein Punkt, frage ich mich – und ich »es einfach nicht ertrage, dass wir uns näherkommen«, aber das fühle ich nicht. In Ihren Augen blocke ich ab. Worte, nichts als Worte, und nichts dahinter.

Natürlich fallen jedem Therapeuten zu dieser Passage auf Anhieb mannigfaltige Deutungen ein, und auch mir drängen sich heute, fünfzehn Jahre später, Fragen zu meinen eigenen Interventionen auf: »Habe ich das wirklich gesagt?« »War ich tatsächlich so plump?« »Sollte ich allen Ernstes so reagiert haben?« Wenn wir die Perspektive der Eine-Person-Psychologie und des isolierten Geistes beziehen, könnten wir über die technischen Unzulänglichkeiten eines ungenügend erfahrenen oder unfähigen Therapeuten und über die Pathologie einer verzweifelten Patientin diskutieren. Wenn wir aber ernst nehmen, dass die Psychoanalyse die Überschneidung zweier Subjektivitäten untersucht, erscheint das, was Rafaela sagte, in einem anderen Licht, und wir können es uns ersparen, über die »objektive Wahrheit« zu streiten, denn was sie sagte, war sowohl ausnahmslos wahr als auch ein Produkt unserer Beziehung.

Was teilte sie mir mit? Ihre Botschaft lautete, dass ich mich versteckte, um meine eigenen Selbstregulations- und Selbstwertbedürfnisse zu befriedigen. Freilich könnte man dies als Mutter-Übertragung und folglich als Ausdruck ihrer Angst verstehen, benutzt und vereinnahmt zu werden oder eine trügerische Nähe zu erleben und am Ende fallengelassen zu werden. Rafaela selbst sagte später, sie habe durch ihre Angriffe auf mich ihre Integrität zu schützen versucht, die auf ihrer Eigenständigkeit und Selbstgenügsamkeit beruhte.

Auffällig finde ich meine Hilflosigkeit, meine Furcht zu scheitern und meine Angst, die auch darin zum Ausdruck kamen, dass ich vermied, über Rafaelas oder meine eigenen Wutgefühle zu sprechen. Ich hatte Angst davor, sie zu verlieren, und ich hatte Angst, dass sie sich umbringen würde. Die Frage lautet nicht, ob ich mich richtig oder falsch verhielt oder ob ich zu unerfahren war, auch wenn dies natürlich auf einer anderen Ebene diskussionswürdig wäre. Entscheidend ist etwas anderes: Was wurde durch meine therapeutische Beziehung zu Rafaela auf den tiefsten Ebenen meiner Selbstheit in Bewegung gesetzt? Ebendiese Ebene gilt es zu untersuchen, wenn wir meinen Beitrag zu unserem gemeinsam konstruierten Feld verstehen wollen.

Man hat mir erzählt, dass ich ein ruhiges Baby war und bis zu sechs Stunden lang unbeaufsichtigt in meinem Bettchen lag.

Eine vage Erinnerung: Ich betrete ein Krankenhauszimmer. Ich bin in eine Art Nebel gehüllt, der sich wie ein Trichter oder Kokon anfühlt. Ich kann kaum die Hand vor meinen Augen sehen. Ich weiß nicht genau, wo ich bin, erinnere mich dann, dass ich meine Mutter besuchen soll, doch niemand hat mir erklärt, weshalb sie, wie so oft, im Krankenhaus liegt. Die Realität ist schwammig, für mich nicht greifbar. Einmal machte Mutter eine Schlafkur und war fast zwei Wochen lang mehr oder weniger bewusstlos. Man sagte mir, sie brauche Ruhe, doch den Grund erklärte mir niemand. In meinen frühesten Erinnerungen an sie sehe ich nur ihre Hände. Als Kind war sie für mich oft unauffindbar. In der ersten Klasse stellte ich mir vor, mich aus dem Fenster ins Freie zu beamen. Wut und Ambivalenz gingen stets, wie ich es an anderer Stelle (Jaenicke 2010) beschrieben habe, mit katastrophischen Vorahnungen einher. Der Lärm, der vom Eheschlachtfeld meiner Eltern zu mir drang, ebbte erst im letzten Jahr ab, als meine Mutter an Krebs starb.

Sehen wir uns nun an, was mit Rafaela und mir passierte. Ich möchte untersuchen, wie meine Biographie, meine Grenzen, meine Unzulänglichkeiten und meine Stärken die Behandlung beeinflussten. Anfangs half meine Fähigkeit zu dissoziieren mir dabei, die Angst zu dämpfen, die ihre Suizidphantasien und -absichten in mir weckten. Ich wusste, dass sie regelmäßig auf hohe Gebäude stieg und sich beim Blick in die Tiefe überlegte, wie es sein würde, zu springen. Heute ist mir die Gefahr schärfer bewusst. Damals blendete ich sie nicht aus, aber sie war auch nicht meine Hauptsorge. Andernfalls hätte ich unsere Diskussionen über ihre Suizidgedanken nicht ertragen.

Nach und nach erst lernte ich, mich in ihre Dunkelheit hineinzuwagen und die Tiefe ihres Schmerzes mitzufühlen. Mein Schweigen, mein Scherzen, meine hölzernen Deutungen, die Rafaela treffend beschrieb – all dies waren Strategien meiner Selbstregulation. Manchmal erstarrte ich, manchmal versuchte ich, die Dinge zu bagatellisieren und meine eigenen Gefühle nicht wahrzunehmen. Wenn ich in meine Muttersprache verfiel, bemühte ich mich vergebens, eine Verbindung zu ihr zu finden, bei ihr zu bleiben, sie im Sturz nicht zu verlieren. Heute verstehe ich besser, weshalb sie mich für reserviert hielt und meine Appelle an unsere Verbundenheit und Nähe als hohl empfand, weil ich ihrer Meinung nach nur meinen »Job« tat. Natürlich könnte man ihre Klage als Abwehr deuten, doch wenn wir genauer hinsehen, ist hinter meinen gestelzten Interventionen ganz deutlich der wenngleich klägliche Versuch zu erkennen, eine Brücke über meinen eigenen Abgrund zu schlagen. Unter diesem Blickwinkel betrachtet, wird ihr Vorwurf, dass es mir um meine eigenen Selbstregulationsbedürfnisse ginge, verständlich. Trotzdem nahm sie wahr, dass ich es ernst meinte, und betonte selbst in dieser schwierigen Phase wiederholt, dass sie mich mochte. Doch mit Sympathie war es nicht getan; sie spürte, dass ich in einem Kokon steckte, und musste sich dagegen wehren, mit hineingezogen zu werden. Dies war ein außerordentlich progressiver und kreativer Aspekt ihrer Wut auf mich und ihres Wunsches, die Therapie zu beenden. Sie warf eine Bombe in unser starres System.

Sie berichtete mir, dass sie ihre Wut gern in Worte gefasst hätte, es aber nicht konnte. Die Wut zu äußern hätte auch andere Gefühle freigesetzt, die wiederum unsere Verbundenheit hätten stabilisieren können. Meine Angst vor Wut verstärkte ihren Eindruck, dass ich mich versteckte. Weil sie sich gefangen fühlte, wollte sie ausbrechen. Hier erkennen wir auch den Resilienzaspekt ihrer Selbstregulation, und erneut zeigt sich, wie eng Grenzen und Stärken, Erfolg und Scheitern miteinander zusammenhängen. Wir teilten die Angst, nichts und nirgends zu sein, den Nebel und die unterdrückten, in Fesseln gelegten Emotionen. Ich verfolgte die Strategie, durchzuhalten, sie wollte um jeden Preis fliehen, und beide konnten wir an die Lebensfähigkeit von Bindungen nicht mehr glauben. Jeder fühlte sich in dem Versuch, Kontakt herzustellen, blockiert.

Wir waren an einem Punkt des therapeutischen Prozesses angelangt, den ich als »kritische Zuspitzung« bezeichnet habe (Jaenicke 2010), ein Punkt, an dem beide Beteiligte die subjektive Welt des anderen wie eine existenzielle Bedrohung erleben und den wir in tiefen therapeutischen Prozessen fast immer irgendwann erreichen. Er kann sich als Krise erweisen, deren Bearbeitung in die Fortsetzung der Therapie einmündet und im Patienten wie auch im Therapeuten etwas Neues entstehen lässt; die therapeutische Beziehung kann aber auch daran scheitern.

Die gesamte Analyse hatte eine Richtung und einen Rhythmus. Die Richtung wurde bestimmt durch Rafaelas Frage, ob sie leben oder sterben wollte. Den Rhythmus gaben die Vertrauenstests vor. Als sie die Behandlung abbrach, hatten wir beide die Zuversicht verloren. In einem vierten Brief schilderte sie mir, was geschehen war. Sie war zu dem Schluss gelangt, dass ich ihr nicht gewachsen sei, »einfach nicht genug« für sie sei. Deshalb sei sie gegangen. Ja, es hätte auch Positives gegeben: Sie konnte mich jederzeit anrufen, ich gab ihr Extrasitzungen und bewies ihr mein Engagement und Mitgefühl, wenn sie in Not war. Sie habe sich danach gesehnt, umarmt zu werden, doch ihre Mutter habe sie immer weggeschoben, und ihr Vater habe nie Gefühle gezeigt. Deshalb habe sie gelernt, ihre Bedürfnisse zu unterdrücken. Was die Therapie angehe, so habe sie die Geduld verloren. Fortschritte seien irrelevant, was zähle, sei lediglich ihr Stillstand. Sie selbst und ihre unrealistischen Erwartungen seien an allem schuld. Auch wenn es so aussähe, als schicke sie mich fort, sei in Wirklichkeit sie diejenige, die gehe. Durch mein Ultimatum, dass ich den sozialpsychiatrischen Dienst zu ihr schicken würde, wenn sie mir nicht verspreche, sich nicht umzubringen, hätte ich sie in die Ecke gedrängt. Sie könne weder den Schmerz ertragen noch das unablässige verführerische Locken der Suizidalität. Sie habe sich befreien, habe die Ketten der unerträglichen Gefühle sprengen müssen, indem sie mich verließ und mich losließ. Um mich vor Schuldzuweisung zu schützen, müsse sie mich zurückweisen. Sie könne den Gedanken nicht ertragen, vor meinen Augen zu scheitern, auch wenn sie wisse, dass ich es anders sehen würde. Wenn ich Englisch spräche, fühle sie sich absolut unfähig. Sie greife mich dann an, um ihre Scham zu vertuschen. Ich spräche Englisch, wenn ich sie nicht finden könne. Warum sie sterben wolle? Weil es ihr verwehrt geblieben sei, das Ziel, leben zu wollen, zu erreichen. Sie greife mich an, um unser Band zu zerschlagen und die Zuversicht zu zerstören. Was könne sie auch anderes tun, um mir zu beweisen, dass sie nichts wert sei? Ich hätte es nicht begriffen, deshalb habe sie das Band zerschlagen. Die Angst sei für sie unerträglich, deshalb sei sie gegangen. Ihr sei in den vergangenen Wochen bewusst geworden, dass sie ihre Festung verlassen habe und dass sie es schaffen könne. Sie habe mich angegriffen, weil sie gemerkt habe, dass ihr das altvertraute Gefühl, allein zu sein, nicht länger behage.

Dieser bewegende Brief zeigt, wie furchtbar das Gefühl sein kann, eine Veränderung durchzumachen. Hoffnungslosigkeit und Einsamkeit versprechen paradoxerweise Schutz. Verglichen mit der erschreckend verwundbar machenden Verbundenheit wirkt die Festung der isolierten Psyche wie ein sicherer Hafen. Rafaela hatte geträumt, *ein Gefängnis zu verlassen, dessen Türen merkwürdigerweise gar nicht verschlossen waren. Sie gelangte an eine Schnellstraße und bat dort einen Mann, sie mitzunehmen. Er lehnte ab, und sie kehrte in ihren Kerker zurück. Sie sagte, ich sei der Mann gewesen.* Wenn wir ihre Erklärung übernehmen, sehen wir, dass sie sich gezwungen fühlte, sich aggressiv zu verteidigen und an ihrem isolierten Selbstzustand festzuhalten; wir sehen aber auch, dass sie sich mir anzunähern versuchte. Unter der »trailing edge« ihrer Übertragung verbarg sich eine »leading edge«, die auf eine Reaktion wartete.[1] Freilich, ihr negatives Erwartungsmuster hatte sie scheinbar veranlasst, mich wegzustoßen, doch dies geschah nicht in einem Vakuum. Deshalb muss ich untersuchen, inwiefern ich zur Aufrechterhaltung ihrer negativen Erwartung beitrug. Ich denke, dass sie wütend war, weil sie erneut, genauso wie sie es von ihrer Mutter kannte, vom System eines Anderen vereinnahmt wurde. Ich denke hierbei an meinen Kokon, von dem sie gesprochen hatte, einer Erfahrungswelt, der sie alle schmerzvollen und verstörenden Emotionen absprach.

Weil sie meine Ängste und Dissoziationen nur affektiv, auf der Ebene des impliziten Beziehungswissens, aber nicht bewusst, wahrnahm, konnte sie ihre Verzweifelung nur in der Inszenierung äußern bzw. war gezwungen, sie zu konkretisieren.

Sie hatte den Eindruck, so schrieb Rafaela weiter in dem vierten Brief, dass ich mir einen Kokon gesponnen oder einen psychoanalytischen Elfenbeinturm errichtet hatte, in den ich mich zurückzog,

---

[1] Leading-edge-Deutungen (entwicklungsorientierte Deutungen) heben auf die progressiven Aspekte des vom Patienten unterbreiteten Materials ab, zum Beispiel auf die zum Vorschein kommenden neuen Bedürfnisse oder Entwicklungsschritte, ebenso wie auf expansive, freudige oder stolzerfüllte Gefühle. Trailing-edge-Deutungen beziehen sich auf konflikthafte, abwehrende, retraumatisierende Gefühle.

um mit der rauen Lebensrealität nicht in Berührung zu kommen, und sie glaubte, dass ich von ihr verlangte, sich meiner Weltsicht unterzuordnen. Ich hätte mit ihrer Welt, so behauptete sie, nichts zu tun, und genauso wenig fände sie Zugang zu meiner Welt. Deshalb passiere nichts, was ihrem Leben eine Wende zum Guten geben könne. Mein Beitrag belaufe sich auf null. Wirkliche Nähe zu meinen Patienten ließe ich nicht zu. Genauso gut könnte ich ein anonymer Coach sein. Selbst wenn sie mir ein Telefonbuch vorläse, würde ich zustimmend nicken. Wenn ihre Verzweiflung am größten sei, bliebe ich stumm. Die Therapie bringe ihr gar nichts. Ich spräche zwar ständig über unsere Beziehung, doch das sei ein Bluff oder vielleicht auch ein Versuch, mich selbst von der Existenz einer Beziehung zu überzeugen. Oder ich würde sie fragen: »Was wünschen Sie sich von mir?« Mit dieser Frage ginge ich ihr seit zwei Jahren auf die Nerven. In Wirklichkeit hätte ich selbst keine Ahnung, und vielleicht sei das ja die angebliche Kunst der Therapie, aber in ihren Augen sei es Schwachsinn. Verändert habe sich nichts. Wir steckten in einer Sackgasse, und aus der wolle sie sich nun befreien.

Um noch einmal zu wiederholen: Die gesamte Analyse hatte einen Rhythmus und eine Richtung. Den Rhythmus gaben die Vertrauenstests vor, und die Richtung lief auf einen Verlust des Vertrauens hinaus. Damit war ihre ursprüngliche Frage, ob das Leben lebenswert sei, beantwortet. In ihren Augen hatte ich das Vertrauen zerstört, indem ich sie anrief, ihr mit dem sozialpsychiatrischen Dienst drohte und ihr dann das Versprechen abnötigte, sich nicht zu töten. Sie hatte mir ihr Versprechen gegeben, doch nur, um mich zu beruhigen, damit sie gehen konnte. Ich hatte ihr erklärt, dass ich eine ethische und juristische Verantwortung für sie trug, dass es meine Pflicht war, sie zu schützen, und mein Verhalten deshalb gerechtfertigt war. Letztlich aber kam auch mir dies wie eine leere Ausrede vor.

Ich spürte, dass ich von ihr abrückte, je verzweifelter ich sie zu halten versuchte. Ein Akt des Misstrauens, der in Anbetracht meiner

Angst verständlich war. Doch ich musste sie gehen lassen, und ich ließ sie gehen. Das war der Begegnungsmoment, auf den wir von Anfang an hingearbeitet hatten. Ich musste ihr vertrauen, bedingungslos und ohne Gewähr. Ihr das Versprechen abzunehmen, am Leben zu bleiben, war in unserem spezifischen Kontext ein konkreter Misstrauensbeweis. Sie gehen zu lassen bedeutete, dass ich ihr vertraute, dass ich hinter ihr stand und ihr Integritätsgefühl stärkte – auch wenn die Konsequenzen verheerend sein sollten. Möglicherweise weckte meine Drohung mit dem sozialpsychiatrischen Dienst in Rafaela Erinnerungen an den Verrat, den ihre Mutter beging, indem sie die Tochter denunzierte. Um frei bleiben zu können, musste sie mich verlassen. In den Wochen zuvor waren ihre Suizidgedanken und -phantasien so quälerisch gewesen, dass sie glaubte, diese Gefühle nicht länger ertragen zu können. Sie wollte sterben, weil sie über sich selbst bitter enttäuscht war. Sie konnte die Therapie nicht fortführen, ohne den letzten Schritt des Abschiednehmens von sich selbst zu gehen, sie musste loslassen und sich aus den Ketten befreien. Sie durfte sich nicht weiterentwickeln, folglich musste sie mich angreifen. Sie schickte nicht mich fort, sondern sich selbst. Sie hatte in der letzten Zeit das Gefühl gehabt, dass es in Ordnung sei, zu leben, dass sie ihr Leben irgendwie meistern könne, und genau dies machte ihr Angst. Ihr war klar geworden, dass sie nicht länger allein sein wollte, und so zerschlug sie das Band zwischen uns und gab die Hoffnung auf. Die Festung befand sich im Belagerungszustand. Aggression diente der Selbsterhaltung.

Bemerkenswert und bewegend sind die Unterschiede unserer Erfahrungsweisen und Wahrnehmungen, aus denen doch gleichzeitig die Passung hervorging, die letztlich zum Bruch führte. Unter dem dynamisch-systemischen Blickwinkel betrachtet, war Rafaelas Eindruck, dass wir in einer Sackgasse steckten, zutreffend. Doch wie die meisten Patienten interpretierte sie dies im Modus des isolierten Geistes und gab sich selbst die Schuld. Wenn wir jedoch auch meinen Beitrag zur Aufrechterhaltung des Systems berücksichtigen und das, was im intersubjektiven Feld geschah, kontextuell verstehen, wird klar, dass meinem Anruf bei ihr und meiner Drohung mit dem sozialpsychiatrischen Dienst meine Angst vor einer Katastrophe zugrunde lag. Rückblickend begreife ich allerdings auch, dass nicht allein die Angst um Rafaela mein Handeln motivierte, sondern auch mein Bedürfnis, meiner eigenen archaischen Angst auszuweichen. Die Vorstellung, Rafaela zu verlieren, war so bedrohlich, weil sie mich mit der Erkenntnis konfrontierte, dass der Nebel, der meine Mutter umhüllt hatte, am Ende auch sie mit sich nehmen würde. Rafaela schrieb abwechselnd mir und sich selbst die Schuld an dem Vertrauensverlust zu, doch in der systemischen Perspektive erweist er sich als Ko-Konstruktion.

Einerseits hatte ich sie fallenlassen. Andererseits aber zog ebendieser Vertrauensbruch eine Reihe relationaler Schritte nach sich, die es mir später ermöglichten, erneut Vertrauen zu schöpfen und sie gehen zu lassen. Dies wiederum bewirkte, dass sie ihr Urheberschaftsgefühl zurückgewann und die Therapie schließlich wieder aufnahm. Scheitern und Vorankommen bilden das Seil, auf dem wir balancieren, und gleichzeitig das Herz dessen, was im therapeutischen Prozess geschieht.

Wenn wir in Rafaelas Elend nach einem Ansatz dieses Wachstums suchen, können wir ihr Bedürfnis, weiterzugehen, als den Ausdruck einer positiven Regression verstehen. Vielleicht wollte sie die Ketten der Vergangenheit zerschlagen, indem sie an den Punkt der todesähnlichen Entgleisung zurückging: zum Verlust der Mutter, der die Kontinuität ihres Seins zerstörte. Winnicott bezeichnete eine solche Rückkehr zur ursprünglichen Katastrophe als den Versuch, einen Neustart zu wagen. Natürlich glaubte ich, Rafaela helfen zu können, und natürlich hielt ich es für meine Aufgabe, ihr den Weg zu weisen. Doch welche Unterströmungen nahm sie in mir wahr? Warum fühlte sie sich durch meine scheinbar heile Welt und meine Betonung unserer Bezogenheit erdrückt und vereinnahmt? Als ich sie anrief, war ich in einem Zustand höchster Angst, doch an wem versuchte ich so verzweifelt festzuhalten? Die Antwort lautet: an uns beiden. In der unauflöslichen Einheit unserer wechselseitigen Regulation hatte ich einen Zustand erreicht, in dem ihre existenzielle Frage, ob sie das Leben für lebenswert und sich selbst für liebenswert halten könne, zu meiner eigenen geworden war. Zweieinhalb Jahre lang hatte ich jene Bereiche meiner selbst abgewehrt, die an nichts glaubten. Dieser Selbstanteil hing mit meinem eigenen Versuch zusammen, vor einer frühen traumatischen Erfahrung – der Mutter, die nie eine Bindung zuließ – davonzulaufen. Der Nebel, das dünne Eis, die Wortlosigkeit, die Leere – unser beider Realitäten hatten sich ineinander geschoben. Meiner Ansicht nach bekämpfte Rafaela mich, weil sie die Angst hinter meinem Beharren auf Bezogenheit spürte. In ihrer tiefen Enttäuschung musste sie herausfinden, ob ich ihr bedingungslos beistehen würde. Die Getriebenheit, die sie wahrnahm, ohne sie sich bewusst machen zu können, muss ihr verraten haben, dass die Verbindung möglicherweise nicht standhalten würde. Darüber hinaus musste sie für sich klären, ob sie erneut funktionalisiert wurde. Sie war darauf angewiesen, dass ich mich von mir selbst dezentrierte, um ihr gelassen und ruhig zur Seite zu stehen. Sie testete mich, weil sie überzeugt war, mir nicht vertrauen zu können. Meine Aufgabe war es, ebendiese Überzeugung zu widerlegen.

Rafaela erzählte mir, sie sei froh darüber gewesen, dass ich ihre Katze nicht angenommen hatte, sondern ihr nachlief und sie in die Praxis zurückholte. Meine Anrufe zwischen diesen Krisensitzungen hätten die Suizidspirale gestoppt. Gleichzeitig aber empfand sie meine Interventionen als Fessel. Widerstrebend ließ sie sich darauf ein, die Therapie so lange fortzuführen, wie ihr Geld reichte. An diesem Punkt würde sich die Suizidfrage erneut stellen. Als ich darauf hinwies, dass ihre Angst vor Verbundenheit der Auslöser ihrer Suizidgedanken sei, stimmte sie mir zu und sagte, dass sie mit aller Macht gegen ihren Wunsch, mir zu vertrauen, ankämpfe, denn mir zu vertrauen würde bedeuten, sich selbst zu vertrauen – und sie habe noch nie jemandem vertraut. So umkreisten wir einander wie zwei Sumo-Ringer, ließen den Anderen nicht aus dem Blick und fragten uns, wer als erster von der Matte gestoßen werden würde.

In der nächsten Sitzung sagte sie, die Therapie sei ihre letzte Hoffnung gewesen. Ich wollte ihrer Hoffnungslosigkeit nicht zustimmen, indem ich ihre Entscheidung, die Behandlung zu beenden, akzeptierte; andererseits verstand ich, dass sie versuchen wollte, allein zurechtzukommen. Dies kommentierte sie mit den Worten: »Ich werde es versuchen oder auch nicht.« Gegen Ende der Sitzung fragte ich sie, was sie nun vorhabe. Sie antwortete, dass sie bereit sei, die Nabelschnur zu durchtrennen und die Therapie zu beenden, aber vielleicht werde sie mich eines Tages anrufen, um mich wissen zu lassen, dass sie noch da sei. Ich erwiderte: »Vertrauen Sie Ihrem Gefühl.« Wir gaben einander die Hand, und sie ging. Eine Woche später rief mich eine ihrer Freundinnen an. Sie machte sich Sorgen um Rafaela und bat mich, sie anzurufen. Rafaela berichtete, dass ihr klar geworden sei, was sie getan habe. Sie habe ihre Beziehungen schon immer auf diese Weise beendet und sich die Menschen ferngehalten, doch diesmal habe es nicht funktioniert. Die Verbindung zu mir sei noch immer vorhanden. Seit der letzten Sitzung habe sie zwei Mal versucht, sich umzubringen, und Briefe geschrieben, in denen sie mich von jeder Schuld freispreche. Es mache sie traurig, dass sie mich nicht selbst habe anrufen können. Sie habe herausfinden wollen, ob die Verbindung halten würde und ob sie in der Lage sei, auf die Therapie zu verzichten. Sie habe dies begreifen können, weil ich sie nicht gezwungen hätte zu bleiben. Sie habe sich auch an die Panikattacken erinnert, die sie nach ihrem Auszug von Zuhause bekommen habe, weil ihre Mutter über sich behauptet hatte, sie stehe kurz davor, verrückt zu werden. Unsere ergebnislosen Diskussionen über die Möglichkeit einer Klinikbehandlung hätten sie daran erinnert, dass es in ihrer Familie mehrere Verrückte gegeben habe. In der DDR sei alles vorprogrammiert gewesen, und wer nicht funktionierte, landete in der Gosse.

Um ihr Misstrauen zu widerlegen, musste ich ihr Entscheidungsrecht anerkennen. Ich musste begreifen, dass auch die Entscheidung, sich das Leben zu nehmen, Ausdruck ihrer Urheberschaft war, die ich unterstützen musste, und dass sie testete, ob ich dazu in der Lage war. Ich musste daran glauben, dass dieses Vertrauen es ihr ermöglichen würde, unsere Verbundenheit anzuerkennen und anzunehmen – und zu leben. Ich musste von meiner überaus realen Angst um meine Patientin und von meinen anderen Ängsten einen Schritt zurücktreten. All meine analytischen Deutungen der genetischen Vorläufer, die fragwürdigen Prämissen einer solchen Definition von Urheberschaft waren mitsamt meiner juristischen Verantwortung hinfällig geworden. Der Kreis hatte sich geschlossen. Wir standen exakt an dem Punkt, an dem wir uns zum ersten Mal begegnet waren. Rafaela setzte die Analyse nach dem oben beschriebenen, vorläufigen Abbruch noch ein Jahr lang fort. Ich beschreibe diese Beendigungsphase im nächsten Kapitel.

Ich verstehe jede Behandlung als eine tiefe Begegnung zweier unterschiedlich organisierter Erfahrungswelten. Die Aus- und Verhandlung dieser Unterschiede bilden die Essenz des Behandlungsprozesses. Dass dies – mit klar vorgegebenen Rollen und dem Ziel, dem Patienten zu helfen – in einem asymmetrischen Setting geschieht, das mitsamt seiner allgemein bekannten Grenzen unmissverständlich definiert ist, ändert nichts an dem, was sich auf der bi-direktionalen Ebene der wechselseitigen Regulation ereignet. In diesem Sinn verstanden, ist es eine menschliche Begegnung wie andere auch, in die beide Beteiligte ihre Stärken und Schwächen einbringen.

Ich habe Rafaela von Anfang an gemocht. Ich bewunderte ihre Zartheit, ihre Verwundbarkeit, ihre sensible Wahrnehmung jeder Inauthentizität und ihren grimmigen Kampf um Integrität. Wir waren wie einsame Wölfe, deren Ausgeschlossenheit ihr Subjektivitätsgefühl geschärft hatte. Eine solche Subjektivität dient als lebenswichtige und authentische Orientierungsquelle, doch ihre Grundlagen sind brüchig. Sie hält uns fern von anderen – der Nebelschleier, das Eis, die Wortlosigkeit. Dass ein und dieselbe Eigenschaft Quelle der Stärken und zugleich der Schwächen sein kann, die in jeder menschlichen Begegnung Ausdruck finden, illustrieren die Momente des Gelingens, aber auch des Scheiterns dieser Behandlung.

3. Kapitel

Rafaela: Behandlungsende und Rückkehr

Ever tried. Ever failed.
No matter.
Try again. Fail again.
Fail better.

»Worstward Ho«
Samuel Beckett

All in all it's just another brick in the wall
All in all you're just another brick in the wall

»Another Brick in the Wall«
Pink Floyd

Sobald wir uns einem psychoanalytischen Prozess überlassen, kommen unsere grundlegenden Lebensthemen in Kontakt mit denen des Patienten, geben ihnen Resonanz, harmonieren oder reiben sich mit ihnen und finden, wenn alles gut geht, zu einer Koexistenz, die es dem Patienten am Ende ermöglicht, sich mit sich selbst und seinem Leben wohler zu fühlen. Wenn wir mit jemandem arbeiten, der wie Rafaela auf dem suizidalen Hochseil balanciert, und mit der Möglichkeit der Auslöschung des Patienten konfrontiert sind, kommen wir unweigerlich mit Bereichen des eigenen Selbst in Berührung, die existentielle Vernichtungserfahrungen, ob wir sie verleugnen oder bewusst anerkennen, überlebt haben. Natürlich stellt sich hier die Frage, ob ich das Leid des Analytikers mit dem der Patientin gleichsetze und die biographischen Unterschiede oder das Ausmaß der erlittenen

Pein und Traumatisierung bagatellisiere. Ich habe die schmerzlichen Aspekte meiner eigenen Persönlichkeit betont, weil ich meiner Überzeugung Nachdruck verleihen möchte, dass an jeder menschlichen Begegnung – und zumal an Behandlungsprozessen, in denen wir uns naturgemäß auf das Leiden konzentrieren – die Gesamtheit unseres Seins beteiligt ist. Unklarheiten bezüglich des vom Therapeuten ausgehenden Einflusses tauchen deshalb auf, weil das, was wir in einer Psychotherapie tun, und der Zweck dieses Tuns asymmetrisch sind. Fallberichte sind zuverlässige und unverzichtbare Werkzeuge; in ihnen stellen wir unsere Arbeit zur Diskussion, weil uns auch dies zu verstehen hilft, mit wem wir uns in der Behandlung beschäftigen und auseinandersetzen. Doch wenn sich diese klinischen Beschreibungen unserer Patienten auf die Darlegung des Prozesses beschränken und nicht berücksichtigen, dass jede Nuance unserer Subjektivität das Erleben unserer Patienten beeinflusst, werden wir der von Grund auf ko-determinierten Beschaffenheit des intersubjektiven Feldes nicht gerecht. Solche Fallvorstellungen berücksichtigen nur eine Seite der Gleichung. Ich postuliere weder eine Symmetrie des Erlebens beider Beteiligter, noch setze ich das Ausmaß der erlittenen Pein oder Traumatisierung in eins. Ich behaupte aber, dass die individuelle Selbstheit des Therapeuten und seine Lebensthemen vom Patienten auf der Ebene der wechselseitigen Beeinflussung berührt werden und dass sie infolgedessen die therapeutische Begegnung prägen. Wir haben unterschiedliche Biographien, und genauso unterschiedlich sind auch die Fragen, mit denen uns unsere Lebendigkeit konfrontiert, ihre existentielle Bedeutung aber ist in der Endlichkeit des Lebens dieselbe. Die Betonung der Subjektivität des Therapeuten durch einige relationale Schulen beruhte zum Teil auf einer Kritik an Kohuts Theorie als Eine-Person-Psychologie und dem gegen sie geltend gemachten Einwand, dass die Empathie im Kohut'schen Sinn eine neue Form der Neutralität darstelle, die der Rolle des Therapeuten nicht Rechnung trage. Aus dieser Argumentation leitete sich sodann die Forderung her, dem

Patienten die Subjektivität des Therapeuten in stärkerem Maß bewusst zu machen und ihn zu einem responsiven Umgang mit ihr anzuregen. Um Missverständnissen zuvorzukommen: Darum geht es mir nicht. Im Gegenteil. Ich behaupte, dass wir uns als Therapeuten den Einfluss, den unsere Subjektivität auf den therapeutischen Prozess ausübt, deutlicher vor Augen führen müssen. Diese Form der Selbstreflexion spielt sich stumm in unserem Innern ab; das heißt, wir fordern den Patienten weder implizit noch explizit auf, uns anzuerkennen, noch schreiben wir dem Therapeuten Selbstenthüllungen vor. Die Asymmetrie des Settings muss intakt bleiben, die Rolle aber, die wir selbst in der Bi-Direktionalität des Prozesses spielen, verdient stärker beachtet zu werden.

Die Beendigung einer Therapie ist ein Prozess. Sie wird zu einem Meilenstein in der Entwicklung des Patienten, vergleichbar durchaus mit dem Erreichen anderer Entwicklungsstufen wie der Pubertät, dem Verlassen des Elternhauses, dem Eingehen einer verbindlichen Beziehung, der Mutter- oder Vaterschaft, dem Finden einer lebenserfüllenden Aufgabe, dem Altern usw. Wir begleiten unsere Patienten bei diesem Schritt. Unter diesem Blickwinkel betrachtet, erweist sich die Beendigung als ein Punkt auf dem Kontinuum seines Lebensprozesses, Teilchen und Welle zugleich, eine Brücke zwischen Vergangenheit und Gegenwart. Was wir brauchen und was es uns ermöglicht, diese Brücke zu beschreiten, wird durch die intersubjektive Matrix der individuellen therapeutischen Dyade vorgegeben. Die Beantwortung der Frage, ob die letzte Sitzung zugleich auch die letzte Begegnung sein wird oder ob die Patientin zurückkehren und die Brücke womöglich wiederholt in diese und jene Richtung durchmessen muss oder auf eine andere Form des Kontakts angewiesen bleibt, hängt auch von unserem Verständnis der Beendigung als Teil eines unverwechselbaren Prozesses ab. Dasselbe Prinzip gilt für das Leben nach der Therapie (Jaenicke 2006a). Da wir unsere Vergangenheit ständig neu bewerten und unsere Gegenwart wie auch unsere imaginierte Zukunft durch diese Neubewertungen beeinflusst werden, hat das Erleben eines therapeutischen Prozesses kein definitives Ende. »Der Patient braucht den Analytiker nicht länger vier Mal pro Woche, aber er braucht ihn in seiner Erinnerungen als jemanden, den er einst brauchte« (S. 92).

Kohut zufolge besteht die Aufgabe des Analytikers darin, in der Analytiker-Patient-Beziehung einen empathischen Zugang wieder zu öffnen, der als so zuverlässig erlebt wird, dass er auch auf die Außenwelt gerichtet werden kann, um sie einzubeziehen und es dem Patienten auf diese Weise zu ermöglichen, sich weiterzuentwickeln und auch vom Analytiker irgendwann Abschied zu nehmen. Sobald Patienten verstanden haben, dass ihre Individualität, Einzigartigkeit und Andersheit nicht zu einem Verlust der Verbundenheit führen, können sie die Behandlung mit einem tiefen Vertrauen in ihre Fähigkeit, Beziehungen herzustellen und Verbundenheit aufrechtzuerhalten, beenden (Jaenicke 2006a).

Die eigentliche Beendigungsphase von Rafaelas Behandlung erstreckte sich über eineinhalb Jahre. In dieser Zeit fanden regelmäßige Sitzungen statt. Wenn ich die Kontakte aus der Zeit nach ihrer Analyse einbeziehe, also die Emailkorrespondenz und zwei weitere Sitzungen, dauerte die Beendigungsphase ganze drei Jahre. War diese Beendigung einzigartig? Ja, nämlich insofern, als ich weder vorher noch nachher eine Abschiedsphase von derart langer Dauer erlebt habe. Abgesehen davon ist freilich jede Beendigung genauso einzigartig und unverwechselbar wie jede Dyade und jeder Behandlungsprozess.

Die Themen, die uns beschäftigten, blieben dieselben. Weiterhin vollzogen sich, wenngleich langsam, tiefgreifende Veränderungen. Im Folgenden versuche ich, die Knotenpunkte zu erläutern. Ich beschreibe die traditionelle, asymmetrische Ebene des Geschehens, so wie ich sie in unseren Interaktionen und der inneren Welt der Patientin wahrnahm, möchte aber darüber hinaus versuchen, auch die Ebene der durch beide Partner der Dyade ko-determinierten wechselseitigen Beeinflussung zu erfassen. Ich behaupte, dass diese stumme, bi-direktionale Ebene der Bezogenheit die beobachtbare, asymmetrische Ebene des Prozesses antreibt und infolgedessen den Verlauf wie auch das Ergebnis eines jeden therapeutischen Prozesses von Grund auf bestimmt. Wir sind anders als unsere Patienten und leisten einen anderen Beitrag zu der Behandlung. Genauso wie sie aber unterliegen auch wir der wechselseitigen Beeinflussung. Dass es Therapeuten oft so schwer fällt, diese Gemeinsamkeit zu akzeptieren, ist auf eine tiefsitzende Angst zurückzuführen, von dem, was wir zu heilen versuchen, womöglich genauso heimgesucht zu werden wie unsere Patienten, wenn wir uns – was unweigerlich geschieht – mit ihnen vergleichen. Damit stellt sich automatisch auch die Angst ein, ihnen nicht helfen zu können.

Gleichermaßen zerstörerisch für unser Feld ist die insgeheim gehegte Befürchtung, dass nur wir selbst, nicht aber unsere Kollegen, Beschädigte seien. Diese negativen Aspekte des Mythos vom gesunden Heiler, einer Spielart der Annahme des isolierten Geistes, erklärt vielleicht, weshalb wir uns oft wohler fühlen, wenn wir tadellose, um den intersubjektiven Kontext quasi bereinigte, erfahrungsferne Berichte über unsere Arbeit präsentieren. Atwood (2013) schrieb, er habe »nie erlebt, dass jemand, der diesem Beruf ein tiefes Interesse entgegenbrachte, nicht auch selbst ein schweres Trauma überlebt hatte«. Folglich sollten wir uns als Therapeuten rüsten, »dieses Trauma in all seiner Tiefe und Komplexität zu untersuchen und zu bearbeiten« (S. 2). Ich betone jedoch, dass wir auch dann, wenn wir weniger schwer traumatisiert sind als unsere Patienten, nicht davor verschont bleiben, auf eine zutiefst persönliche, unverwechselbare Weise von ihnen berührt und zu Reaktionen veranlasst zu werden. Ganz gleich, wo wir uns auf einem Stabilitätskontinuum verorten: Wir werden von diesem spezifischen Punkt aus auf unsere Patienten reagieren und den therapeutischen Prozess dadurch genauso vorgeben wie sie. Wie auch immer wir Gesundheit definieren mögen: Sie erspart es uns nicht, zutiefst von unseren Patienten berührt zu werden und darauf reagieren zu müssen. In seinem *Letter to a Young Student*, einer Antwort auf die Frage, welche Voraussetzungen man erfüllen sollte, um Therapeut zu werden, schreibt Atwood weiter: »Das bestgehütete Geheimnis meines Berufes ist folgendes: In einer Psychotherapie treten immer beide Beteiligte die heilsame Reise an. Wenn der Analytiker oder Therapeut für persönliche Transformationen nicht offen ist, wird die schwierige Aufgabe, dem Patienten in dem Raum zu begegnen, in dem sein Leben ins Schlingern geriet, Hass und Angst wecken, und die sogenannte Therapie wird zu einem Prozess zerfallen, der nicht befreiend wirkt, sondern blockiert« (S. 2).

Meine Unfähigkeit, die Krise zu containen, war einer der Gründe, weshalb Rafaela die Behandlung zunächst abbrach, um sie dann drei Wochen später wieder aufzunehmen. Ich reagierte nicht mit Hass. Ich erstarrte vor Angst. Dass Rafaelas Freundin mich am Ende dieser drei Wochen anrief, ermöglichte es uns, den Prozess fortzusetzen. Rafaela ärgerte sich darüber, dass sie mich nicht selbst hatte anrufen können, doch ich vermute, dass sie an dem Anruf der Freundin nicht ganz unbeteiligt war. Ich erwähne dies, weil ihre Reaktion auf die Tiefe ihrer Konflikte darauf schließen lässt. War sie vor der Krise auf dem Drahtseil zwischen Leben und Tod balanciert, so schwankte sie in den Sitzungen danach zwischen Hoffnung und Furcht, zwischen dem Wunsch nach Verbundenheit und der Angst vor Ablehnung, zwischen mutiger Annäherung an mich und dem Bedürfnis, von mir gesucht und gefunden zu werden.

Im Anschluss an ihre Rückkehr sprachen wir über die Möglichkeit, eine Klinik aufzusuchen. Das Gespräch mit einem Psychiater überzeugte sie davon, dass ein Klinikaufenthalt sie zusätzlich stigmatisieren und als Außenseiterin brandmarken würde. Sie beschloss, stattdessen ihre Selbsthilfegruppe ernster zu nehmen; es tat ihr gut, ähnliche Geschichten über qualvolle Existenzen zu hören, denn so fühlte sie sich weniger isoliert. Dennoch gelangten wir schon bald wieder an einen toten Punkt. Als Rafaela mir in einer Sitzung stumm gegenübersaß und ich ihre Einsamkeit und ihr Isolationsgefühl schmerzhaft intensiv spürte, fragte ich sie, ob es ihr lieber sei, wenn ich mich neben sie setzte. Dann fragte ich sie, ob ich vielleicht ihre Hand halten sollte. Sie sagte: »Nein.« Ich empfand ein verzweifeltes Bedürfnis, ihre Isolation aufzubrechen, doch mir fehlten sowohl die Worte als auch der Raum, um zu schweigen. In der nächsten Sitzung besprachen wir ihre Ablehnung meines Angebots, ihre Hand zu halten, und diesmal bat sie mich, mich neben sie zu setzen. Ich streckte ihr meine Hand entgegen, statt zu fragen, ob sie sie halten wolle. Sie ergriff sie kurz und hatte dann die Phantasie, sich zu erhängen. Später schlug sie sich mit der Faust aufs Bein. Mich zu brauchen und etwas von mir anzunehmen weckten in ihr ein Gefühl der Verbundenheit und eine Ahnung von Selbstwert, mit der das Bedürfnis, ihr isoliertes Selbst zu schützen, und ihre Überzeugung von der eigenen Wertlosigkeit in Konflikt gerieten.

Wir haben das intersubjektive Feld als eine »unauflösliche Einheit« beschrieben, die es schwierig macht, die implizite Kommunikation, aus der diese Aufeinanderfolge von relationalen Schritten hervorging, zu entziffern. »Unauflösliche Einheit« bezieht sich auf die in Bruchteilen einer Sekunde stattfindende Wechselwirkung zwischen Therapeut und Patient und verdeutlicht damit, warum die Intersubjektivitätstheorie den Fokus ihrer Betrachtung auf die Schnittstelle beider Erfahrungswelten richtet. Abermals schottete Rafaela sich verzweifelt ab, während ich selbst ebenso verzweifelt versuchte, zu ihr durchzudringen, und damit den im 2. Kapitel beschriebenen Attraktorzustand reaktivierte. Ich fühlte mich gedrängt, etwas Neues auszuprobieren, und hatte den Eindruck, dass ein Paradigmenwechsel in unserem Kontakt notwendig war, um den Griff zu lockern. Meine Frage, ob sie wolle, dass ich ihre Hand hielt, reichte nicht aus, um ihre Überzeugung zu widerlegen, dass ich mich im Grunde nicht für sie interessierte; sie ermöglichte es ihr aber, mich in der nächsten Sitzung zu bitten, mich neben sie zu setzen. Dies wiederum ermutigte mich, meinen Wunsch, sie zu erreichen, zu konkretisieren, indem ich ihr meine Hand entgegenstreckte. Wir haben die traditionelle, neutrale analytische Haltung – deren Zweck immer darin bestand, dem Patienten ein Maximum an Entfaltungsraum zu geben – durch die introspektiv-empathische, untersuchende Haltung ersetzt. Damit verpflichten wir uns, auch zu untersuchen, wie unsere Patienten unsere analytische Haltung organisieren. Ich erinnere noch einmal daran, dass Rafaela gesagt hatte, ich versteckte mich in einem analytischen Elfenbeinturm, derweil sie in ihrer Festung exiliert und gefangen bleibe. In einem Gefühlszustand, wie er in diesen beiden Sitzungen vorherrschte, wäre eine analytische Haltung, die Ausdruck in symbolischen Deutungen gefunden hätte, von ihr als lediglich lauwarmes Interesse organisiert worden, ja womöglich sogar als eine Form der Verspottung. Die relationalen Schritte, die wir aushandelten, waren durch regelmäßiges, wiederholtes Innehalten und Weitergehen und zudem durch hochkonflikthafte Gefühle charakterisiert. Gleichwohl waren wir in der Lage, einen Schritt nach dem anderen zurückzulegen, auch wenn uns dabei Gefühle begleiteten, die sich in mir in Zweifeln, Unbehagen und Hilflosigkeit und in Rafaela in selbstzerstörerischen Phantasien äußerten. Man kann das, was zwischen uns geschah, auch als Enactment bezeichnen. Ich ziehe es vor, von einer »konkretisierten Empathie« (Jaenicke 2006b) zu sprechen, die aus einer Matrix relationaler Schritte hervorgeht.

Ich betone, wie klein und interdependent unsere Schritte jeweils waren. Wenngleich der gesamte Austausch extrem unbeholfen und holprig verlief, hat er unsere Beziehung verändert. Rafaela beschloss, fortan die Couch zu benutzen, und erzählte mir sehr viel später, dass während ebendieser Zeit eine bewusste Zuversicht, sich auf den Prozess einlassen zu können, in ihr aufgetaucht sei. Auf jeden Schritt in die Bezogenheit hinein folgte ein Widerruf. Als sie beispielsweise sagte, dass sie sich auf der Couch entspannter fühlte und der Druck zu sprechen nachlasse, und ich erwiderte, sie könne mir alles sagen, was ihr einfalle, ganz gleich, wie unbedeutend es ihr erscheine, antwortete sie, dass für mich sicherlich nichts, was sie sagen könnte, von Interesse wäre. So ging es Sitzung für Sitzung: Sie machte zwei Schritte nach vorn, zwei Schritte zurück, einen weiteren Schritt zurück, und manchmal blieb sie stehen. Unsere Verbundenheit anzuerkennen bedeutete, eine Person zu sein, die Wertschätzung verdiente, und dies wiederum bedeutete, ein Selbstwertgefühl zu empfinden. Doch obwohl ich mit meiner Antwort beabsichtigt hatte, ihr Gefühl einer sicheren Bezogenheit zu stärken, bewirkte sie das Gegenteil. Sie machte Rafaela befangener und verstärkte ihr Gefühl der Unverbundenheit. Auch hier sehen wir, dass kein Verhalten, keine Bemerkung, keine Antwort uni-direktional ist; aus guten Absichten können negative Folgen resultieren und umgekehrt. Erfolg und Scheitern hängen miteinander zusammen, und was sich letztlich durchsetzen wird, ist unvorhersehbar.

In einer weiteren Sitzung berichtete sie, dass sie geträumt habe, *durch die Tore eines Gefängnisses zu schreiten. Sie habe sich an eine Mauer gelehnt und die warme Sonne genossen.* Als ich sagte, dass sie ihre Ummauerung verlassen habe, erwiderte sie: »Ich schaffe es nie hinaus, ich werde immer allein sein.« Offenbar war meine Bemerkung für sie »zu viel des Guten«. Anzuerkennen, dass sie sich aus den Mauern befreit hatte, brachte die Möglichkeit eines Kontakts mit sich; sie aber fürchtete, dass außerhalb ihrer Mauern Verbannung und Gefahr auf sie warteten. Deshalb zog sie die Sicherheit innerhalb der Mauern der gefürchteten Verlorenheit außerhalb ihres Gefängnisses vor. Meine Bemerkung war voreilig gewesen. Rafaela hörte meine Worte als Usurpation. Vielleicht hätte es an diesem Punkt gereicht, lediglich aufzugreifen, dass sie das warme Sonnenlicht hatte genießen können.

Ein andermal bemerkte sie, dass meine Gedanken abschweiften, und wies mich voller Stolz darauf hin. Dass sie dazu in der Lage war, hing zweifellos mit der Tatsache zusammen, dass ich meinen analytischen Kokon hatte verlassen und auf sie zugehen können, indem ich ihr meine Hand reichte. Nun berichtete sie, dass eine alte, enge Freundin sie besucht habe. Ich fragte, ob sie sich ihr trotz der Abwesenheit verbunden gefühlt habe, und sie antwortete, es sei aussichtslos, ihr erklären zu wollen, was Verbundenheit sei – genauso gut könne man versuchen, einem Blinden die Farben zu erklären. Sie müsse sich auf sich selbst verlassen und habe auch in der Psychoanalyse alles allein gemacht; allerdings wäre es ohne mich nicht möglich gewesen. Zwei Blinde führten sich gegenseitig, denn ich wiederum hätte ohne sie nichts tun können. Rückblickend erkenne ich, dass viele meiner weniger geglückten Interventionen mit meiner eigenen Isolation und meinem Gefühl, ausgeschlossen zu sein, zusammenhingen oder mit meinem Bedürfnis, das Tempo zu beschleunigen und dem Schmerz auszuweichen. So gesehen, war ich nichts als ein weiterer Ziegel in der Mauer – »another brick in the wall«. Es ist sehr schwierig, intersubjektiv zu denken, denn dieser Blickwinkel bedroht unser Sicherheits- und Individualitätsgefühl. Ich hatte zweifellos teil an den Schritten, die Rafaela auf mich zu und von mir weg tat. Sie hatte den Eindruck, sie müsse alles allein machen, weil sie mich eines Tages ohnehin verlassen müsse und es nicht verlernen dürfe, allein zurechtzukommen. Da ihr aber klar geworden war, dass sie 300 Stunden gebraucht hatte, um sich frei genug zu fühlen, über ihren »Scheiß« zu sprechen – was sie ursprünglich für unmöglich gehalten hatte, weil sie sich für »zu schräg« hielt –, vereinbarten wir, bei der Krankenkasse über die bewilligten 300 Sitzungen hinaus weitere 60 zu beantragen. Das Ende des therapeutischen Prozesses rückte also näher, und dies kann, wie wir wissen, all die Ängste und Konflikte, mit denen unsere Patienten ursprünglich zu uns kamen, wiederaufwallen lassen. Über Rafaelas Ambivalenz – ihr Bedürfnis, alles allein zu machen, und ihr Bedürfnis nach Annäherung – fiel bereits der Schatten der Beendigungsphase. Als wir das letzte Wegstück in Angriff nahmen, begann sie zu überlegen, ob es nicht doch besser sei, die Therapie stattdessen unverzüglich zu beenden. Einerseits hatte sie zu einem Selbstwertgefühl gefunden, doch gleichzeitig fürchtete sie, dass dieses gute Gefühl ohne Therapie in sich zusammenfallen würde. Ich hatte ihr vieles von der Welt außerhalb der Mauern gezeigt, weil sie aber fürchtete, womöglich, ohne es zu wollen, in ihr Gefängnis zurückzukehren, musste sie bleiben.

Wie das Schicksal es wollte, sah sie in dieser Phase den Jugendlichen, der sie zu vergewaltigen versucht hatte, im Fernsehen. Er war gefasst und wegen einer Serie von Vergewaltigungen verurteilt worden. Sie sagte, sie habe Jahre gebraucht, um ihre Angst vor Männern zu überwinden; er aber sei auch der Beweis dafür, dass sie in der Lage sei, sich selbst zu schützen. Sie erinnerte sich daran, dass ihre Mutter gesagt hatte, sie habe »einfach Glück gehabt«. Die Mutter hatte Unrecht. Rafaela war selbst mit ihm fertig geworden. Sie erinnerte sich an den Song *Another Brick in the Wall* (Pink Floyd), der damals überall zu hören war; sie hatte sich wie eine Gefangene gefühlt, einsam und von ihrer Mutter verstoßen. Von ihrer Schwester war sie im Keller eingesperrt worden. Eine Ausgestoßene zu sein, so hatte sie damals geglaubt, sei ihre Bestimmung, doch die schmerzvollen Erinnerungen, die nun auf sie einstürmten, ermöglichten es ihr, die einsame Vierzehnjährige zu integrieren. Statt suizidal zu werden und Hochhausdächer aufzusuchen, wenn sie innerlich wie tot war, unternahm sie nun ausgedehnte Fahrradtouren, um sich wieder fühlen zu können. Zum ersten Mal sprach sie in ihrer Selbsthilfegruppe über den Vergewaltigungsversuch. Ihr wurde klar, dass sie ihre Gefühle einundzwanzig Jahre lang unterdrückt hatte; den Vorfall mit der Stasi hatte sie als Siebzehnjährige nicht einmal als Verrat wahrgenommen. Der Vergewaltigungsversuch, die Ablehnung durch ihre Mutter sowie die Verleugnung ihrer reaktiven schmerzvollen Gefühle hatten ganze Bereiche ihres affektiven Selbsterlebens traumatisch verkapselt, so dass sie beschlossen hatte, künftig weder Freude noch Schmerz wahrzunehmen. Die Zweifel ihrer Mutter, die ihr nicht glaubte, und die Bemerkung eines früheren Therapeuten, sie habe auf den Angreifer »kalt reagiert«, hatten sie viele Jahre lang glauben lassen, im Grunde nicht menschlich zu sein. Sie erinnerte sich auch an eine Bemerkung von mir: Ich hatte gesagt, dass Kinder eher eine furchtbare Realität akzeptieren, als eine lebensnotwendige Bindung aufs Spiel zu setzen. Es war wichtig, dass sie sich auch Hassgefühle zugestand.

Unmittelbar nachdem sie den Mann im Fernsehen wiedererkannt hatte, schrieb sie mir eine Email. Sie hatte das Gefühl, ein Stein laste auf ihrer Brust, und wollte nicht bis zur nächsten Sitzung warten – wie damals, als sie auf ihre Eltern hatte warten müssen, die erst Stunden nach dem Überfall bei ihr auftauchten. Sie rechnete mit einer positiven, verständnisvollen Reaktion von mir. Als sie in der nächsten Sitzung diese Ereignisse schilderte, waren wir beide tief bewegt. Offenbar hatte ich Schwierigkeiten, diese intensiven Gefühle auszudrücken. Mir fiel nur eine hölzern klingende Bemerkung ein: »Das ist ein bedeutender Geländegewinn!« Daraufhin verstummte sie. In ihren Augen konnte von einem »bedeutenden Geländegewinn« nicht die Rede sein, denn sie hatte das Gefühl, am liebsten sterben oder sich verletzen zu wollen. Ich antwortete, dass ihr Gefühl wahrscheinlich eine Reaktion auf unser Schweigen sei; sie habe sich mir verbunden gefühlt, doch meine scheinbar gleichgültige Bemerkung habe sie verunsichert. »Ja«, antwortete sie, »genauso ist es, es ist alles sinnlos.« Ich sagte, dies sei verständlich, wenn man bedenke, dass ihre Eltern ihre Parteiversammlung und ihre Arbeit wichtiger genommen hätten als ihre Tochter, die nur knapp einer Vergewaltigung entronnen war. Rafaela erinnerte sich daran, dass sie ins Bad geflüchtet war, nachdem sie mir zum ersten Mal von dem Vergewaltigungsversuch erzählt hatte: Sie habe sich davor gefürchtet, meinem Gesichtsausdruck ablesen zu müssen, dass sie mich mit ihrer Schilderung langweilte. Ich hatte mich ihr in dieser Sitzung nahe und tief berührt gefühlt, doch es war mir nicht gelungen, diese Gefühle klar zu äußern. Meine genetische Deutung war sicherlich nicht falsch; für Rafaela aber wiederholte sie die Erfahrung fehlender emotionaler Verfügbarkeit. Ihre panische Angst vor dem Ausgeschlossensein traf nun vor dem Hintergrund der sich abzeichnenden Beendigung der Therapie auf einen zu schwachen Ausdruck meines emotionalen Beteiligtseins.

Mir geht es hier nicht um eine Einschätzung der analytischen Technik. Vielmehr frage ich, wie es um die Feinabstimmung unserer Ko-Produktionen bestellt war. Die Unvollkommenheit, Ungenauigkeit, das Chaotische des Prozesses sind unverkennbar. Doch ist nicht das Durcharbeiten unserer Grenzen das, was die Therapie recht eigentlich ausmacht? Heute, viele Jahre später, ist mir klar, dass ich zwar in der Lage war, mich auf den Prozess emotional tief einzulassen; in den Momenten aber, in denen die Nähe tatsächlich fühlbar wurde, bekam ich Schwierigkeiten. Seither ist viel Wasser den Rhein hinuntergeflossen; ich fühle mich heute in meinem privaten Leben wie auch in meiner Arbeit mit Patienten wesentlich freier. Dennoch kann sich in Augenblicken der Nähe auf einer archaischen Ebene ein existenzielles Unbehagen bemerkbar machen, das Befangenheit in mir weckt und es mir verwehrt, mich zu zeigen. In Rafaelas Therapie aktivierte diese spezifische Kombination von intensivem Gefühl und Befangenheit, ja Schüchternheit, das Bedürfnis, mich herunterzuregulieren – mit dem Ergebnis, dass ich mich »geschraubt« und gekünstelt ausdrückte. Wenn dies direkt auf ihre Angst, ausgeschlossen zu werden, und ihre defensive, eine tiefe Sehnsucht nach Akzeptanz verbergende Autonomie traf, war ein Zusammenstoß unserer Erfahrungswelten unvermeidlich. Er ließ uns entweder schweigend erstarren oder in entgegengesetzte Richtungen flüchten.

In dieser Phase verliebte sich Rafaela in Beth. Die Folgen dieser einschneidenden Erfahrung fasste sie in den Worten zusammen: »Ich will nicht mehr sterben.« Sie war an einem Wendepunkt in ihrem Leben angelangt. Die Beziehung konfrontierte sie mit denselben Konflikten, die die Nähe zu einem anderen Menschen seit jeher für sie mit sich brachte – einem Widerstreit zwischen der tiefen Sehnsucht nach intimer Verbundenheit und der panischen Angst, abgelehnt, ausgeschlossen oder verschlungen zu werden –, doch sie konnte nun anders damit umgehen. Anfangs reagierte sie wie gewohnt mit Rückzug, wenn sie Beths Desinteresse befürchtete, doch schon bald gelang es ihr besser, Konflikte, z. B. Eifersuchtsgefühle, in der Beziehung zu bearbeiten statt davonzulaufen. Gleichzeitig konnte sie sich von Beth abgrenzen oder sogar distanzieren, ohne zu glauben, dass sie die Beziehung beenden müsse. Vor allem aber konnte sie ihre erotischen Begegnungen genießen, ohne sich für Erfolg oder Misserfolg alleinverantwortlich zu fühlen. Dieses entspannte Erleben der verkörperten Selbstheit in der Begegnung mit einem anderen Menschen war ein sicheres Zeichen dafür, dass sie nach und nach in sich selbst »ankam«. Wenn wir Freude empfinden, haben wir nicht das Gefühl, dass wir sie uns verdienen mussten. Gute Leistungen können uns zu Fragen und Vergleichen nötigen: »War ich gut genug und wenn ja, für wen?« Die Freude aber kennt keine Fesseln, sie macht uns frei. Freude ist das beste Heilmittel pathologischer Anpassungen. Rafaelas Überzeugung, dass es ihr nicht zustehe, glücklich zu sein, trat in den Hintergrund. Gleichzeitig aber fühlte sie sich »nackt« und verwundbar. Der Schleier, der ihre Augen bedeckt hatte, als wir uns kennenlernten, begann sich zu lüften, der Nebel lichtete sich.

Weil mir nicht nur die immense Bedeutung bewusst war, die die Beziehung zu Beth für Rafaela besaß, sondern auch das Widerstreben, das ihre Sehnsucht, mit solch frohen, expansiven Gefühlen hinaus ins Licht zu treten, begleitete, tat ich einen weiteren Schritt auf sie zu und bat sie, mir ein Foto von Beth mitzubringen. In der folgenden Sitzung ließ sie meine Bitte unerwähnt und wartete geschlagene 30 Minuten ab, ob ich sie erneut zur Sprache bringen würde. Nur wenn ich meine Bitte wiederholte, konnte sie sich sicher sein, dass mein Interesse echt war. Sie stellte sich – wie sie mir später berichtete – vor, dass ich neutral reagieren würde, und hielt es für denkbar, dass ich von ihr erwartete, aktiv zu werden; sie ging davon aus, dass ich mich um eine Meinung herumdrücken würde. Sie wollte mich zu einer Reaktion veranlassen, mich aus der Reserve locken. Ich hatte sie in der Vergangenheit enttäuscht, und als ich meine Bitte, ein Foto von Beth sehen zu dürfen, nun nicht wiederholte, ließ sie das Bild, das sie mitgebracht hatte, in der Tasche. Sie fand allerdings eine kreative Kompromisslösung. Statt das hohe Risiko einzugehen, mir das Foto zu zeigen, schrieb sie mir einen Brief – zwei Schritte nach vorn, ein Schritt zurück –, in dem sie mir all dies auseinandersetzte. Sie fügte hinzu, dass ich sie drei Mal tief enttäuscht hätte, sie habe aber auch nicht vergessen, dass ich hundert Mal für sie dagewesen sei.

In der nächsten Sitzung konfrontierte ich sie, indem ich sagte, dass sie mir eine Falle gestellt habe, und sie fragte, weshalb sie es nach all der Zeit immer noch für notwendig halte, meine Vertrauenswürdigkeit zu testen. Rückblickend denke ich, dass ich dabei ihre Klage im Hinterkopf hatte, mich ihr nicht als reale Person zu erkennen zu geben. Rafaelas eigene Hintergedanken wiederum betrafen all die Situationen, in denen ich emotional nicht für sie dagewesen war, sondern mich hinter der Maske der analytischen Tradition versteckt hatte. Es traf ja zu, dass ich die alte analytische Regel, den Patienten die Arbeit tun zu lassen, befolgt hatte, eine Regel, die zweifellos ihren Platz und ihre Zeit hat. Rafaela aber nahm genauestens wahr, wann ich diese Technik benutzte, um die Bruchlinien in meiner eigenen Seelenlandschaft zu stabilisieren. Wie dem auch sei – die gesamte Interaktion war eine Ko-Produktion, die eine Veränderung unser beider Übertragungen einleitete. Was lehrt uns all dies? Es zeigt, dass mich ihre Klagen verletzt hatten; es zeigt aber auch, dass ich sie ernst nahm. Die entscheidende Frage lautet: Was ermöglichte es mir in diesem Moment, sie zur Sprache zu bringen? Wenn Patienten die Dimension der Selbstabgrenzung in der Selbstobjekt-Übertragung erreichen, das heißt, wenn sie sich in der Bindung an den Therapeuten genügend sicher fühlen, um zu erforschen, wie sie sich von ihm unterscheiden, sind zahllose Mikroverhandlungen beider Beteiligter vorausgegangen. Weil ich mittlerweile weniger ängstlich und vorsichtig war als in der Vergangenheit, konnte ich meine Gekränktheit und meine Verärgerung zulassen und in unserer Begegnung äußern; und indem ich Rafaela diese Gefühle zeigte, forderte ich sie implizit auf, mich – und die neue Ebene unserer

Verbundenheit – anzuerkennen. Rafaela wiederum fasste, nachdem sie sich zunächst defensiv zurückgezogen hatte, Mut und schrieb mir den Brief, in dem sie all ihre konflikthaften, widersprüchlichen Gefühle darlegte. Unsere allmähliche Loslösung aus der Sicherheit bietenden symbioseähnlichen Bindung und die wachsende Selbstabgrenzung waren ein Abenteuer, das wir gemeinsam angingen. Auf der individuellen Subjektivität zu beharren spräche der Tatsache Hohn, dass kein Schritt von einem der Beteiligten allein gegangen wird. Den mühsamen Weg zu einer von Vertrauen getragenen Bezogenheit, die auch Konflikte zuließ, hatten wir zusammen zurückgelegt, und keiner von uns beiden war ungeschoren davongekommen. Meine Subjektivität, meinen »isolierten Geist«, herauszustreichen wäre nicht nur überflüssig, sondern kontraproduktiv gewesen.

In der nächsten Sitzung zeigte sie mir das Foto. Sie sprach von ihrem Plan, eine Freundin, die ihr offenbar aus dem Weg ging, zur Rede zu stellen. Sie schilderte, wie sie gegen ihr altbekanntes Gefühl, abgelehnt zu werden, angekämpft hatte, als Beth eine gemeinsame Reise absagte. Sie habe sich geschämt, mir davon zu erzählen, weil sie mir erst kurz zuvor ihre Freude darüber, sich auf ein so riskantes Abenteuer wie die Beziehung zu Beth einlassen zu können, gezeigt hatte. In dieser Phase beschloss sie, die Behandlung nach den regulären 360 Sitzungen zu beenden. Sie sagte, dass sie sich nicht »auf mehreren Schauplätzen gleichzeitig tummeln« könne und dass sie nun in Beth jemanden habe, mit dem sie reden könne. Der Gedanke an den Abschied machte sie traurig und gab ihr das Gefühl, schon nicht mehr ganz da zu sein. Es fiel ihr schwer, sich in unseren Sitzungen zu konzentrieren. Weil ich überzeugt war, dass unser Fundament der Empathie ihrem Weg hinaus in die Welt als tragfähige Basis dienen würde, unterstützte ich ihren Plan, nicht ohne zu erwähnen, dass uns noch fünf Monate blieben. Sie träumte, *in einem neutralen Zimmer zu sitzen und fernzusehen. Ich kam aus der Küche mit einer Flasche Champagner und von lachenden Freunden umringt herein. Sie fühlte sich nicht länger willkommen und ging fort.* In der Sitzung äußerte sie die Vermutung, dass sich unser Kontakt nach der Analyse auf Postkarten beschränken werde: »Die Nähe zu Ihnen ist sowieso klar. Die Psychoanalyse war notwendig, aber auf die väterliche Hand bin ich nicht länger angewiesen.« Schüchtern fügte sie jedoch hinzu: »Haben Sie mir zugehört, als ich sagte, es täte gut, Ihre Stimme zu hören?«

Einen Monat vor Ende der Therapie schien sie sich von mir zurückzuziehen und meinem Blick buchstäblich zu entschwinden. Als ich dies ansprach, sagte sie: »Es ist, als sähe man sich einen Film durch einen Filter an. Ich sehe das Ende. Ich habe Menschen kommen und gehen sehen und vor langer Zeit beschlossen, nie wieder Gefühle der Freude oder Traurigkeit zuzulassen.« Ich fragte, ob sie erneut Sicherheit in ihrer Festung suche und ob wir nicht versuchen könnten, eine andere Form der gemeinsamen Beendigung zu finden. Sie antwortete: »Ich bin traurig darüber, dass die drei Jahre um sind.« Ich fragte zurück: »Die Jahre mit mir?« Sie antwortet: »Nein, ich bin traurig, weil der Prozess zu Ende ist. Ich habe eine Weltreise gemacht, und jetzt laufe ich wieder in den Hafen ein. Ich sehe, dass mein altes Leben, die Familie, meine Nachbarn, mir nicht mehr ausreichen werden. Ich habe im Leben viel Neues entdeckt.« Sie war traurig darüber, dass diese Lebensphase zu Ende ging, und hatte das Gefühl, dass vor ihr nur das Nichts liege. Ich sprach über verschiedene Möglichkeiten der Beendigung, über Briefe, Emails oder gelegentliche Sitzungen. Dass sie wie ein Mitternachtszug vor meinen Augen entschwand, hatte mich alarmiert und mich an meinen ersten Eindruck erinnert: Damals wirkte sie, als schwebe sie unter Wasser, noch ungeboren gewissermaßen oder zumindest tief verborgen. Ich erinnerte mich an ihr Grundgefühl, der Menschheit nicht anzugehören, unser Ringen, für einander real zu werden. Als sie meinen Blicken entschwand, fühlte ich mich wie jemand, der einen Schwerverletzten zum Reden animiert, damit er nicht ins Koma fällt. Ich hatte Angst, sie erneut an die Einöden der Bedeutungslosigkeit zu verlieren.

Unsere letzte Sitzung fand ungefähr eineinhalb Jahre nach der suizidalen »Katzenkrise«, ihrem Behandlungsabbruch und ihrer Rückkehr statt. In dieser Sitzung sah sie das Bild einer Fuchsmutter vor sich, die ihre Jungen verbeißt, um sie aus dem Bau zu treiben. Ich antwortete, dass dieses Bild möglicherweise für ihre Angst stehe, ohne die Therapie erneut verloren zu gehen; vielleicht signalisiere es, dass die Zeit für den Abschied noch nicht ganz reif sei. Dennoch sei sie meiner Meinung nach bereit und in der Lage zu gehen. Wir sprachen auch über die CD, die sie für mich gebrannt und die sie mir in der vorletzten Sitzung als Abschiedsgeschenk überreicht hatte – mit dem erläuternden Hinweis, die Musik bringe alles zum Ausdruck, was sie mir nicht direkt sagen könne. Die CD enthielt Musik in großer Bandbreite, von klassischen Werken über Indie-Titel bis hin zu Schlagern. Das gesamte Gefühlsspektrum klang an: Traurigkeit, Einsamkeit, Elend, Stolz, Entschlossenheit, Verspieltheit und Freude. Zum Auftakt waren etliche Minuten lang zeitloser Wellenschlag und die entfernten Schreie von Möwen zu hören; das letzte Stück war ein peppiger Funk-Song mit dem Titel *Brother of Soul.* Kurz vor Ende der Sitzung sagte ich zu Rafaela, dass es mein Wunsch sei, mit ihr im Email-Kontakt zu bleiben. Sie antwortete: »Okay, bis zum nächsten Mal, irgendwann.« Wir reichten uns die Hand, und sie ging.

Weder vorher noch später habe ich eine Behandlung mit der Bitte, den Kontakt nicht abreißen zu lassen, beendet. Normalerweise spreche ich am Ende einer Therapie mit dem Patienten darüber, was er braucht, um gehen zu können, und stütze mich dabei auf das, was wir voneinander gelernt haben und wie ihm diese einzigartige Erfahrung an diesem Scheideweg zugute kommen kann. Der Prozess ist dialogisch, doch die Entscheidung liegt beim Patienten. Ich habe mannigfaltige Beendigungen erlebt: Sie reichen von affektiv unspektakulären, von Fugua (1999) als adoleszente Beendigungen bezeichneten Abschieden ohne nachfolgende Kontakte über das buchstäbliche Zuschlagen der Tür bis hin zu einem Fall, in dem ich es für notwendig hielt, die

Behandlung abrupt abzubrechen. Es kam vor, dass beide Beteiligte das bevorstehende Ende mehr oder weniger verleugneten oder dass es von langer Hand sorgfältig geplant wurde; es gab Abschiede, an die sich gelegentliche Kartengrüße oder Sitzungen anschlossen, und viele Therapien, nach deren Abschluss keine weiteren Kontakte notwendig waren. Ein Hinweis zur Klärung: Ich bin offen, was die Form der Beendigung anlangt, lasse aber nie einen Zweifel daran, dass die letzte vereinbarte Sitzung tatsächlich die letzte reguläre Sitzung sein wird. In Rafaelas Fall aber hatte ich den Eindruck, unsere Verbundenheit ausdrücklich betonen zu müssen, indem ich ganz konkret einen Schritt auf sie zu machte und meinen Wunsch nach Email-Kontakten äußerte. Von anderen Patienten habe ich mich mit den Worten: »Sie wissen, wo Sie mich finden«, oder: »Meine Tür steht Ihnen immer offen«, verabschiedet. Manchmal sage ich auch nichts dergleichen. Dass ich Rafaela die exakten Koordinaten geben wollte, war eine direkte Reaktion auf ihre Aussage, ins »Nichts« hinauszugehen und traurig darüber zu sein, den »Prozess« zu beenden. Natürlich verstand ich auch den Subtext, die Gefühle, die mit dem Abschied von mir zusammenhingen. Ein Fuchs, der aus dem Bau vertrieben wird, kehrt nicht wieder dorthin zurück. Menschen müssen sich daran erinnern können, dass sie ein Zuhause haben und wo sie es finden. Der Strand, an dem sich die Wellen brachen und über dem die Möwen kreischten, schien ein Nirgendwo zu sein.

Neun Monate nach dem Abschied bat sie um eine weitere Sitzung. Sie brachte mir das wissenschaftliche Buch mit, das sie geschrieben hatte, und berichtete, dass sie keinen Job fände. Wenn sie Beth nicht hätte, verlöre sie wahrscheinlich wieder den Mut. Sie sagte auch, dass sie wieder in die Helferrolle geschlüpft sei und ihre Grenzen verliere. Traumatische Erinnerungen tauchten auf, die sie für sich allein zu bewältigen versuchte, indem sie sie aufschrieb. Sie sagte, sie würde mir die Notizen später geben. Nach weiteren neun Monaten kam sie erneut und berichtete, ihre Welt verenge sich, sie habe Angst, aus dem

Haus zu gehen, erbreche. Sie zweifelte an meiner Bereitschaft, erneut mit ihr zu arbeiten. Wir vereinbarten, nach ihrem Urlaub zunächst mit einer Kurztherapie zu beginnen und eine Analyse folgen zu lassen. In dieser Zeit schrieb sie mir viele Emails, die stets mit den Worten endeten: »Antworten Sie nicht darauf.« Ich habe jedes Mal geantwortet. Statt jedoch eine weitere Analyse in Angriff zu nehmen, verfasste sie einen Roman, den sie mir widmete. Ich hätte sie nicht wiedergesehen, doch als sie versuchte, mir das Buch heimlich zukommen zu lassen – trotz aller Unterschiede eine sonderbare Wiederholung der Situation, in der sie ihre Katze an meiner Tür deponiert hatte –, bemerkte ich sie zufällig. Wir wechselten ein paar Worte. Irgendwann später schickte sie mir eine CD mit dem Titel »Sunday«. Die Musik war modern und erzählte von Erfolg und Scheitern, von Verlust und von Liebe.

4. Kapitel

Der Schattenmann

The Lone Ranger and Tonto,
they were riding down the line,
fixing everybody's troubles,
everybody's except mine.

»Bob Dylan's Blues«
Bob Dylan

Warten, warten, warten, warten, warten…
Weinen, weinen, weinen, weinen.

Wuppertaler Tanztheater

Daniel wurde von einem Kollegen an mich überwiesen, dessen Darstellungen seiner klinischen Arbeit ich immer sehr bewundert habe, weil sie von seiner Bereitschaft und Fähigkeit zeugten, sich auch in die düstersten Seelenregionen seiner Patienten hineinzubegeben und in ihnen zu verweilen (Stolorow 2013).[2] Seit wir beide während einer Tagung aus reiner Dummheit in einen Regenguss gerieten, bis auf die Knochen nass wurden und uns darüber ausgesprochen amüsierten, hat unsere Beziehung auch einen humorvollen Anstrich.

War Rafaelas Behandlungsprozess durch dunkle Töne der Verzweiflung charakterisiert, so stand die therapeutische Arbeit mit Da-

[2] Das Verweilen bei und in emotionalen Zuständen ist nicht nur ein Versuch, das Erleben des Anderen unter seinem Blickwinkel zu verstehen. Es ist auch eine Anteilnahme an seinem emotionalen Schmerz, die uns durch entsprechende eigene Erfahrungen erleichtert wird. »Empathisches (introspektives) Verstehen wird somit als emergente Eigenschaft eines dialogischen Systems verstanden und nicht als das privilegierte Vermögen eines isolierten Geistes« (Stolorow 2013).

niel oft unter dem Vorzeichen einer ausgelassenen Fröhlichkeit. Ich kann nicht mit Sicherheit sagen, welche Faktoren in unserer Begegnung heilend wirkten, eines aber ist gewiss: Der Humor trug erheblich dazu bei, dass wir uns miteinander bekannt und vertraut machen konnten. Wenn man bedenkt, dass der Radarschirm des menschlichen Bewusstseins rund die Hälfte unseres Informationsaustauschs gar nicht erfasst, weil sie auf der Ebene des impliziten Beziehungswissens erfolgt – von der Rolle, die das Unbewusste dabei spielt, gar nicht erst zu reden –, nimmt es nicht wunder, wenn man die kurativen Faktoren einer Psychotherapie nicht exakt identifizieren kann. Allerdings kann ich nachzeichnen, wie sich unser gemeinsamer Sinn für Humor im Laufe der Behandlung entfaltete. Dabei wird erneut das komplexe Wechselspiel von Erfolg und Scheitern deutlich. Zugleich zeigt sich, dass der Humor die Heilung befördern, aber auch zur Maskierung von Verzweiflung und Unverbundenheit dienen kann. Meine Begegnung mit Daniel führt uns vor Augen, dass weder Humor und Freude noch Verzweiflung und Traurigkeit an sich als Garanten eines erfolgreichen Behandlungsprozesses betrachtet werden können – ebenso wenig wie Schwäche oder Stärke den Menschen definieren oder das Therapieziel vorgeben. Rückblickend weiß ich, dass der Humor uns half, mit unseren ähnlichen Lebensthemen und den Organisationsprinzipien umzugehen, die wir im Spiel mit den Karten, die das Schicksal für uns gemischt hatte, entwickelt hatten. Beide setzten wir den Humor ein, um Gefühle der Hilflosigkeit zu überwinden, Schamgefühle zu verbergen und Konflikte zu vermeiden. Aggression war für uns keine Option. Manchmal war der Humor ein Triumph über die Verzweiflung. Manchmal fühlte er sich einfach gut an. Letztlich trug er dazu bei, unserem Dialog eine Basis zu geben. Ich möchte hier jedoch in erster Linie beschreiben, wie sich unsere Lebensthemen augenblicklich miteinander mischten und eine gemeinsame therapeutische Narration einleiteten, deren Faden sich über die Dauer des gesamten Prozesses abspulte.

Zur Tür herein kam ein vierzigjähriger, eher schmächtiger und von nervöser Energie angetriebener Mann. Er wirkte jung und alt zugleich: Sein Gesichtsausdruck war angespannt, und er kniff die Augen zusammen, als müsse er sie vor einem Blitzlichtgewitter schützen. Verglichen mit ihm fühlte ich mich massig und schwerfällig. Er berichtete, dass er Probleme mit der Intimität habe und dass seine Angst vor Zurückweisungen so groß sei, dass er sich sofort, wenn er eine Frau kennenlerne, innerhalb von zehn Minuten eine desaströse fünfjährige Beziehung vorstelle, die er lieber gar nicht erst einginge. Er fühle sich entweder ganz großartig oder einfach nur abscheulich. Er hege keine Ambitionen, auf der Karriereleiter emporzusteigen, denn das würde lediglich bedeuten, immer noch besser werden zu müssen. Sein Vater habe an jedes Lob weitere Ansprüche geknüpft. Um Anerkennung zu finden, machte er die Arbeit für andere mit, fühlte sich überfordert und ärgerte sich über sich selbst. Häufig arbeitete er bis Mitternacht und auch an den Wochenenden. Er wolle sich in Therapie begeben, weil er kurz vor einem Burnout stehe und einsam sei. Schon im Alter von zehn Jahren sei er ganz allein für die Verpackung und Auslieferung der Produkte verantwortlich gewesen, die in dem holz- und metallverarbeitenden väterlichen Betrieb hergestellt wurden. Wenn er nicht schnell genug war, bezeichnete sein Vater ihn als »Niete« oder »Schlappschwanz«. In Reaktion darauf habe er gelernt, jedes Teil der gewaltigen Maschinerie zu beherrschen, was nicht ohne Verletzungen abging. Jeder Verkehrsstau mache ihn fuchsteufelswild. Als ich eine erste Bemerkung einwarf, indem ich sagte, dass seine Ansprüche mit jeder gelungenen Leistung stiegen, fühlte er sich durchschaut, beschämt und klein gemacht. Seiner Meinung nach hätte er diese Schlussfolgerung selbst bereits ziehen müssen.

In dieser frühen Phase hatte ich noch nicht verstanden, dass ich sein Gefühl des »Es-ist-nie-genug« triggerte. Ich war verblüfft darüber, dass er sich durch mein – wie ich glaubte – empathisches Verhalten bloßgestellt und beschämt fühlte. Diese Interaktion wiederholte sich in den nachfolgenden Sitzungen ein ums andere Mal. Ich hatte das Gefühl, wie ein Deutungsmonster über ihm zu dräuen und ihm mit meinen plumpen Einsichten Kopfschläge zu versetzen. Während er sich klein und unzulänglich fühlte, kam ich mir unförmig und unbeholfen vor. Er nahm meine Empathie als Falle wahr. Wenn ich verschiedene Möglichkeiten, ihn zu verstehen, durchspielte, fühlte er sich wie in einem Test, so als ginge es darum, die »objektiv richtige« Antwort auszuwählen. Entschied er sich für die falsche, wäre dies ein weiterer Beweis seiner Unzulänglichkeit; wählte er die richtige, würde er sofort mit weiteren Forderungen konfrontiert. Ganz gleich, wie er es anstellte, er konnte nur verlieren. Meine Versuche, ihn zu verstehen, versahen auch seine tiefe Überzeugung, als einsamer Cowboy jedes Problem allein lösen zu müssen, weil mit Hilfe ohnehin nicht zu rechnen war, mit einem großen Fragezeichen. So empfand er meine Empathie als Verspottung seiner mühsam erworbenen Autonomie.

»Mit meinen Eltern zu sprechen«, berichtete er, »war so, als spräche ich mit der Luft. Wenn sie mich fragten, wie es mir gehe, unterbrachen sie mich nach dem dritten Wort und führten meinen Satz in ihrem Sinn zu Ende. Als Sie mich fragten, wie es mir gehe, konnte ich das natürlich auch nicht ernstnehmen.« Viel später erst wurde ihm klar, dass es ihm freistand, meine Wahrnehmungen zu bestätigen oder abzulehnen; er merkte auch, dass sie manchmal tatsächlich mit einem authentischen Gefühl zusammenhingen, das er in Bezug auf sich selbst hegte. Auf einer subtilen Ebene entspann sich ein Duell, in dem ich ihn davon zu überzeugen versuchte, dass ich ihn verstanden hatte, und er entschlossen war, mir zu beweisen, dass er auf mein Verständnis verzichten konnte. Eine humorvoll gewandete wechselseitige Stichelei hob an. Daniels Selbstwertgefühl war nicht zu trennen von seinem Job als IT-Spezialist und »Troubleshooter«. Er reiste im ganzen Land umher, untersuchte und durchschaute vermeintlich unlösbare Computerprobleme und knackte sie: »He rode in like the western wind and left like the July snow« (Rick Nelson, Rio Bravo). In der Therapie sah er mich zunächst als Rivalen, als Experten, der seine Schwierigkeiten untersuchen und durchschauen würde. Um bei der Western-Metapher zu bleiben: Für zwei »Troubleshooter« gibt es in einer Stadt keinen Platz. Aus ebendiesem Grund konstatierte er immer wieder, dass er das, was ich sagte, eigentlich schon früher hätte wissen müssen. Wir waren beide mit Vätern aufgewachsen, die keinen Zweifel daran ließen, dass wir nicht in ihrer Liga spielten. Man hatte uns erklärt, dass wir »mütterliche Männer« seien. Ich hatte als Kind die Angewohnheit entwickelt, im Gespräch mit meinem Vater im Stillen von eins bis zehn zu zählen, um zu sehen, wann er mich unterbrach. Sowohl Daniel als auch ich hatten gelernt, dass wir nichts zu gewinnen hatten, wenn wir Konflikte direkt auszutragen versuchten. Entscheidend für unsere Überlebensstrategie war deshalb unsere Fähigkeit, zurückzuweichen, zu beobachten, unsere Hilfe in Form präziser Empfehlungen anzubieten und wieder zu gehen. Daniel ging, um den endlosen Forderungen seines Vaters zu entkommen. Sie zu erfüllen hätte ihn restlos erschöpft, und dies wollte er vermeiden. Er sagte, es gebe keine Nuss, die er nicht knacken könne. Ich sagte: »Sie meinen, wie das Eichhörnchen in dem Film *Ice Age*, das die fette Eichel, die im Eis feststeckt, herauszuziehen versucht und dadurch eine Lawine auslöst?« Mit humorvollen Bemerkungen dieser Art übernahm ich die Rolle seines Vaters; ich piesackte ihn mit witzigen und dennoch subtil herablassenden Kommentaren, die auf seine Kosten gingen. Ich vermute, dass er mir jene Vision vom selbstaufopferungsvollen Helden, den ich in mir nicht sehen wollte und deshalb in ihm attackierte, unbewusst allzu exakt spiegelte.

Daniel erwartete nicht, verstanden zu werden; er erwartete nicht einmal, Gehör zu finden. Er sortierte seine Gefühle und Reaktionen mit Hilfe eines ausgeklügelten Schubladensystems und sagte, dass er mit acht Themen gleichzeitig beschäftigt sei und keine Prioritäten setzen könne.[3] Wenn er mir etwas erzählte, kreiste er weitschweifig um

---

[3] »Ein Entwicklungstrauma wurzelt in einem prägenden intersubjektiven Kontext, dessen zentrales Merkmal die Fehlabstimmung auf einen schmerzvollen Affekt ist. Es nimmt dem Kind die Fähigkeit, seine Affekte zu integrieren, und

sein Anliegen herum, bevor er es irgendwann auf den Punkt brachte. Manchmal hatte ich keine Ahnung, worauf er hinauswollte, manchmal dachte ich, es schon lange im Voraus zu wissen. Im Grunde unterschied sich seine Art zu reden kaum von seinen endlosen Selbstgesprächen und Grübeleien, die man auch als zwanghafte Denk- und Sprechweise bezeichnen könnte. Brandchaft (Brandchaft, Doctors und Sorter 2010) hat diese Art der inneren Diskussion indes als Teil eines pathologischen Anpassungssystems bezeichnet, in dem man sich ständig gegenüber der Tyrannei ursprünglich fremder Stimmen rechtfertigt, die zu einem Selbstanteil geworden sind und um den Preis der Selbstverleugnung beschwichtigt werden müssen. In der ersten Behandlungsphase hörte ich Daniel gelegentlich 45 Minuten lang kommentarlos zu. Ich merkte, dass ich mich dabei zunehmend unwohl fühlte, kribbelig und nervös wurde, blieb aber stumm.

Anfangs war es mir ein Rätsel, weshalb ich mich in Daniels Sitzungen wie gelähmt fühlte. Über eine Bruder-Übertragung habe ich damals ganz gewiss noch nicht nachgedacht. Aktiviert wurde ich schließlich durch meinen Eindruck, keinen Kontakt zu ihm zu finden, und durch meine Orientierungslosigkeit. Lange Zeit abzuwarten, dem Patienten zuzuhören und sich ihm nicht in den Weg zu stellen ist das tägliche Brot eines Therapeuten, doch dass ich in der Lage war, diese Fähigkeit über das durch die asymmetrische Haltung erforderte Maß hinaus zu praktizieren, lag auch an meiner Übertragung. Meine Stärke ist meine Schwäche und umgekehrt. Ich war in einer Art klinisch sanktionierten Stupors gefangen, dessen geheimer Sinn in dieser spezifischen Situation darin bestand, mir jeden eigenen Beitrag zu verwehren, damit der Frieden gewahrt blieb.

Mein Zusammensein mit Daniel entsprach exakt der Art und Weise, wie ich mein Zusammensein mit meinem Bruder organisiert hatte.

---

ruft infolgedessen einen unerträglichen, überwältigenden Zustand der Desorganisation hervor« (Atwood und Stolorow 2013).

Ganz offensichtlich hatte diese Bruderübertragung fünf Jahrzehnte überlebt und hunderte von Psychotherapiestunden verschiedenster Couleur sowie eine jahrelange klinische Ausbildung und Praxis überdauert. Wie ist das zu verstehen? Unweigerlich drängt sich die allgemein verbreitete Überzeugung auf, dass Therapeuten »mindestens eine Schraube locker haben«. Wie dem auch sei, wir haben uns zweifellos der Sünde schuldig gemacht, den Mythos vom gesunden Heiler zu tradieren und an unseren eigenen Unfug zu glauben. Präziser: Wir haben klinische Verfahren zu praktizieren versucht, die den Einfluss unserer eigenen Subjektivität auf den psychotherapeutischen Prozess eindämmen oder ausschließen sollten. 1979 stellten Stolorow und Atwood der analytischen Welt ihr Buch *Faces in the Cloud. Subjectivity in Personality Theory* vor, in dem sie darlegten, wie eng die Subjektivität von vier prominenten Psychoanalytikern – Freud, Jung, Reich und Rank – mit den Theorien verflochten war, die diese großen Denker jeweils entwickelten. Stolorow und Atwood zogen den Schluss, dass es der Psychoanalyse an einer eigenen Theorie der Subjektivität fehle, und legten damit den Grundstein für ihre spätere Entwicklung der Theorie der Intersubjektivität.[4]

Was bedeutet all dies in Bezug auf die Effizienz der Psychotherapie und die Vorstellungen, die wir uns von »Heilung« machen? Es bedeutet Folgendes: Jeder neue Patient, dem wir begegnen, aktiviert Aspekte unserer eigenen Subjektivität, auf deren Wiederauftauchen wir nicht vorbereitet waren und die uns zur Selbstreflexion nötigen. Andernfalls blockieren wir unsere Fähigkeit, emotional bei den inneren Zuständen unserer Patienten zu verweilen, an ihnen teilzuhaben und sie zu verstehen (Stolorow 2013). Wir bleiben in unseren alten Erwartungsmustern, in den alten Mustern der Selbst- und interaktiven Regulation, gefangen.

---

[4] Aron schreibt Stolorow, Atwood und Ross das Verdienst zu, das Konzept der Intersubjektivität 1978 in die Psychoanalyse eingeführt zu haben.

Da saß nun also der Experte, der jüngere Bruder, und hörte Daniel schweigend zu. Mein Bruder ist eineinhalb Jahre älter als ich. Ich habe nur wenige Menschen in meinem Leben mehr geliebt als ihn. Er hat mich vor einer Welt beschützt, die ich als extrem gefährlich empfand. Und er hat mir die Welt der Kunst, der Musik, der Literatur erschlossen. Mit seiner leidenschaftlichen Einstellung zum Leben hat er mich oft mitgerissen. Dies hatte freilich seinen Preis. Es war mir nicht erlaubt, unsere Rollen infrage zu stellen. In unserer Kindheit hieß dies, dass ich bei Spielen oder Kämpfen nie gegen ihn gewinnen durfte, bis ich mit elf Jahren schließlich größer war als er. Wenn ich ihn herausforderte, folgte die Rache auf dem Fuß. Meine Eltern aber verhängten auch über ihn grausame Strafen und versuchten, diesen Jungen, der vor Energie strotzte, zu brechen. Irgendwie wusste ich darum, und es zerriss mir das Herz. Ich steckte in einem tiefen Loyalitätskonflikt. Ich konnte ihn nicht verraten. Also hielt ich still, um eine Art Frieden zu wahren. Dieses Verhaltensmuster war so tief in mir verwurzelt, dass ich fast fünf Jahrzehnte brauchte, bis ich z. B. Tennisduelle gegen gute Freunde frei von Schuldgefühlen gewinnen konnte. Der Mannschaftssport bot mir Gelegenheit zu glänzen, ohne nach dem Sieg allein ins Scheinwerferlicht treten zu müssen. In der achten Klasse gab ich als Kapitän meines Footballteams ein Spiel absichtlich verloren, um nicht gegen eine Mannschaft gewinnen zu müssen, die von meinem besten Freund angeführt wurde.

In Daniels Sitzungen fanden verwirrende Rollenwechsel statt. Ich war größer und kräftiger als er und fühlte mich unbeholfen und schwerfällig, während er mit seiner Statur ebenfalls Probleme hatte. Ich wollte meinen Vorteil nicht ausnutzen, so wie mein Bruder es getan hatte. Andererseits spielte ich in meiner Funktion als Therapeut ohnehin die zweite Geige. Gleichzeitig trug ich in ebendieser Funktion die Verantwortung. Deshalb musste ich handeln. Daniel erwartete, dass ich handelte. Später erfuhr ich, dass er das Gefühl hatte, der Reihe nach vierundvierzig Päckchen von mir präsentiert zu bekommen, die er durcharbeiten sollte. Er erwartete, dass ich ihm ein neues Ordnungssystem präsentierte, das effizienter wäre als sein eigenes – dann wäre alles gut. Seine Sehnsucht nach einer Vaterfigur, die ihm Orientierung bot, war verständlich; sie zu erfüllen aber hätte die dialogische Suche nach seiner eigenen Unverwechselbarkeit und authentischen Stimme unmöglich gemacht. Der isolierte Geist des Experten/Therapeuten hätte den isolierten Geist des Patienten ersetzt; der notwendige Kontakt und die Bezogenheit wären dabei auf der Strecke geblieben. Lash LaRue begegnet dem einsamen Cowboy oder dem »Schattenmann«, wie Daniel sich selbst nannte – eine verfahrene Situation. Hier zeigt sich, dass unsere Lebensthemen sich zu einem bemerkenswert frühen Zeitpunkt des Prozesses miteinander verknüpften und einen Kurs einschlugen, der uns beiden Gelegenheit zu neuen Lösungen bot, uns aber auch wiederholt scheitern ließ. Zwei Männer, beide daran gewöhnt, ihre Arbeit allein und unbemerkt von anderen zu erledigen, mussten einen Weg hinaus ins Licht finden. Der Humor machte es leichter, uns aus der verfahrenen Situation herauszumanövrieren. Als Daniel mir zum Beispiel von den vierundvierzig Päckchen berichtete, fragte ich ihn, wie alt er sei. Er antwortete: »Dreiundvierzig.« Ich sagte: »Aha, dann haben wir ja noch eins vor uns.« Meiner Ansicht nach benutzten wir die Komik als Guerillataktik, um hierarchische Unterdrückungssysteme zu sprengen – in diesem Fall ein System, das wir selbst wieder hergestellt hatten, ein Attraktorzustand, in dem meine analytische Haltung in perfekter Passung mit meiner unbewussten Übertragung von mir verlangte, endlos zuzuhören, und in dem er fürchtete, nicht zu mir durchdringen zu können. Folglich wurde seine Beharrlichkeit durch mein Schweigen zusätzlich verstärkt. Schon zu Beginn der Behandlung tat der Humor seine Wirkung, indem er das erstarrte Analytiker-Patient-System sprengte und uns einen Raum öffnete, in dem wir neue Möglichkeiten, unsere Erfahrungen zu organisieren, erkunden konnten.

Wie war Daniel zum Schattenmann geworden? Schon als Sechsjähriger wurde er, so seine eigenen Worte, von seinem Vater »wie ein Angestellter« behandelt; seine Mutter verschwand entweder in ihren Garten oder kroch zu ihm ins Bett, um sich auszuweinen, wenn ihr das autoritäre Verhalten ihres Mannes zusetzte. Daniel entzog sich, indem er ganz allein auf Streifzüge ging. Er liebte das Risiko und erlitt immer wieder Unfälle. Wahrscheinlich dienten ihm diese Fluchten als Möglichkeit, sich lebendig zu fühlen und zu spüren, dass er existierte und dass er das, was er ohnehin nicht bekam, nicht brauchte; unbewusst konkretisierte er sein psychisches Leid durch körperlichen Schmerz. Einmal bekam er einen elektrischen Schlag und fiel in Ohnmacht. Als er wieder zu sich kam, war er umringt von Menschen und dachte bei sich: »So ist es also, sich zuhause zu fühlen.« Ein gewisses Geborgenheitsgefühl vermittelte ihm die Großfamilie: Von seinen Großeltern, die im selben Haus lebten, bekam er die Fürsorge, die er bei seinen Eltern nicht fand, weil sie Tag und Nacht damit beschäftigt waren, ihre Firma nach einem Insolvenzverfahren wiederaufzubauen. Daniel erinnerte sich an gemeinsame Fernsehabende am Wochenende und gemeinsame Mahlzeiten. Bei diesen Familienzusammenkünften stellte sich zwar ein gewisser Kontakt her, doch man sprach nicht darüber, wie man sich fühlte. Daniel hat zwei ältere Schwestern, von denen er die eine als »ein bisschen reaktionär und ziemlich mürrisch« beschreibt. Sie trat in der Firma die Nachfolge des Vaters an. Eine enge Beziehung hat sich zwischen ihnen aufgrund des großen Altersunterschiedes nie entwickelt, aber sie half ihm bei den Schulaufgaben. Die andere Schwester war mutig und lebhaft und wurde zu seiner Stütze. Zu ihr hatte er die intensivste Beziehung. Sein älterer Bruder war ebenfalls eher einzelgängerisch, doch die beiden Jungen spielten miteinander. Dieser Bruder, vermutlich das sensibelste der Kinder, entwickelte später eine dissoziative Störung. Er lebt nach wie vor im Elternhaus und arbeitet im Familienbetrieb. Abgesehen von dem Insolvenzverfahren, das alle Familienmitglieder in Bedrängnis brachte, lastete der tragische Verlust eines kleinen Bruders auf ihnen, der im Alter von zwei Jahren an einer nicht korrekt diagnostizierten Herzerkrankung gestorben war. Über dieses Trauma wurde nie gesprochen.

Als Therapeuten versuchen wir zwar, gemeinsam mit unseren Patienten zu rekonstruieren, wie sie ihre Familie als Kinder und Heranwachsende erlebt haben; wir tun aber gut daran, nicht zu vergessen, dass jeder, selbst wenn er scheitert, sein Bestes zu geben versucht. Daniels Angehörige kämpften wie so viele andere, um nicht unterzugehen. Manches kam dabei zu kurz, weil es dem reibungslosen Funktionieren untergeordnet wurde. Vor allem der fehlende affektive Kontakt, der Mangel an Beziehungen, in denen er auch negative und schmerzvolle Gefühle hätte unterbringen können, und das Fehlen eines Raumes, um innere Erfahrungen zu erforschen, ließen Daniels basales Organisationsprinzip, sein Gefühl der Einsamkeit und Ankerlosigkeit, heranreifen.[5] Verstehbar wird aber auch dies nur im größeren Kontext der Ubiquität menschlichen Leidens, das in seiner spezifischen Situationsgebundenheit innerhalb der Lebensgeschichte unserer Patienten Ausdruck findet.

Daniel meisterte die Grundschule mühelos und gab den Klassenclown. Nach anfänglichem Widerstand erlaubten seine Eltern ihm, die Aufnahmeprüfung am Gymnasium abzulegen. Er wurde angenommen. Durch seine Herkunft – alle Angehörigen kämpften um den Erhalt des Familienbetriebs – war er in keiner Weise auf das neue Umfeld vorbereitet. Die Sprache, die Umgangsformen und das Selbstbewusstsein seiner Schulkameraden, die alle einer gebildeten höheren Mittelschicht entstammten, waren ihm fremd. Knapp am wirtschaftlichen Ruin vorbeigekommen, hatten seine Angehörigen alle Energi-

[5] »Eine Konsequenz des Entwicklungstraumas besteht, im relationalen Kontext betrachtet, darin, dass den Affektzuständen permanente, niederschmetternde Bedeutungen zugeschrieben werden. Das Kind, das ein ums andere Mal die Erfahrung einer Fehlabstimmung macht, gelangt zu der unbewussten Überzeugung, das unbefriedigte Entwicklungsbedürfnisse und reaktive, schmerzvolle Gefühlszustände Manifestationen eines verabscheuungswürdigen Defekts oder einer inhärenten inneren Schlechtigkeit seien« (Atwood und Stolorow 2013).

en investiert, um wieder Boden unter den Füßen zu gewinnen und die Schmach der »gescheiterten Existenz« abzuwenden, zumal in der Kleinstadt jede Veränderung des gesellschaftlichen Status peinlich genau beobachtet wurde.

Daniel fühlte sich von seinen Eltern alleingelassen und war in der Schule ein Außenseiter. Wegen seiner extrem schwankenden Leistungen sollte er auf Empfehlung der Lehrer an die weniger renommierte Realschule wechseln. Doch dort lehnte man ihn ab, weil der Direktor seine Schule nicht als Auffangbecken für die gescheiterten Gymnasiasten verstanden haben wollte. Der exklusiven Clique am Gymnasium war er nicht gut genug, der Realschuldirektor betrachtete ihn als verkrachten Snob. So fand sich Daniel schließlich in der Hauptschule wieder. In seiner Familie galt er fortan als schwarzes Schaf. Sein Vater prophezeite, dass er sie alle ins Gefängnis bringen würde. Er schlug ihn mit einem Gürtel und verfolgte ihn, bis Daniel schließlich die Kellertreppe hinunterfiel. Im ersten Traum, den Daniel mir erzählte, musste er eine Schafherde hüten. Als ein schwarzes Schaf verlorenging, musste er entscheiden, wen er retten sollte, die Herde oder das Schaf, das sich verlaufen hatte. Er entschied sich für die Herde und opferte das schwarze Schaf.

Gedemütigt, tief beschämt und fremd in der eigenen Familie, beschloss Daniel in seinem Zorn, sein Schicksal selbst in die Hand zu nehmen. Mit unglaublichem Mut und enormer Zähigkeit schaffte er es ohne jede äußere Unterstützung bis an die Universität. Schon als Kind hatte er gelernt, sich nur auf sich selbst zu verlassen. Die traumatisierende, vernichtende Erfahrung, weder im Gymnasium noch in der Realschule erwünscht zu sein, gebar den Schattenmann, den einsamen Kämpfer, der es nach oben schaffte, indem er unauffällig blieb und sich auf niemanden als sich selbst verließ. Er hatte nur ein Ziel: Das Ticket für die Ausreise aus seiner Vergangenheit, in der alles getan worden war, um ihn zu blockieren, und nichts, um ihn zu unterstützen.

Was die Ähnlichkeit bestimmter Lebensthemen angeht, so fiel mir ein Bild aus meinen Kindertagen ein, das ich bei einem psychologischen Test gemalt habe. Ich sitze hoch oben in einem Baum, unter dem sich die übrige Familie zu einem Picknick versammelt hat. Adam-Lauterbach (2013) beschreibt in ihrem Buch über die Rolle von Geschwisterbeziehungen in pathologischen Entwicklungsverläufen, dass sich Kinder in der mittleren Position der Geschwisterabfolge häufig ausgeschlossen fühlen. Die Überlebenstaktik, die sich auf der Grundlage dieses Organisationsprinzips entwickelt, besteht darin, die reale Erfahrung, nirgendwo hinzuzugehören, in dem Versuch, ihr zu entfliehen, ständig zu wiederholen.

Daniel studierte mit verbissener Wut. Seinen Lebensunterhalt verdiente er, indem er vormittags als Rettungssanitäter beim Roten Kreuz arbeitete. Seine Kollegen scheuten die gemeinsamen Schichten mit ihm, weil er immer dann Bereitschaftsdienst zu haben schien, wenn sich die furchtbarsten Unfälle ereigneten. Die Arbeit beim Roten Kreuz öffnete Daniel die Augen. Er sagte, er habe bei diesen Einsätzen das Schlimmste und das Beste, was im Leben geschehen kann, gesehen und mehr über Tod und Hilflosigkeit, aber auch über Dankbarkeit erfahren als irgendwo sonst. Nachmittags besuchte er Seminare und lernte. Abends engagierte er sich im ASTA. Er hatte gute Freunde, auch wenn ihm für soziale Aktivitäten, geschweige für intensivere Beziehungen zu Frauen, nur wenig Zeit blieb. In den Semesterferien arbeitete er im väterlichen Betrieb. Er verließ die Universität mit zwei Diplomen. Vor dem zweiten Abschluss arbeitete er ein Jahr lang in England. Er nahm eine Stelle in einer großen Firma an, kündigte aber wieder, weil ihm die starre Hierarchie nicht zusagte, und begann bei einem bekannten Unternehmen, für das er noch heute arbeitet. Er hatte mehrere Beziehungen, die sich aber im Sande verliefen, sobald die sexuelle Anziehungskraft nachließ. Eine Zeitlang teilte er die Wohnung mit einem befreundeten Paar, wurde zum Vertrauten der Ehefrau und hatte nach deren Scheidung eine kurze Affäre mit ihr. Als die Geschiedenen später ein Kind zusammen bekamen, trugen sie ihm die Patenschaft an. In all diesen Jahren arbeitete er endlose Stunden lang, fühlte sich häufig überlastet und war erschöpft.

Im ersten Behandlungsjahr war Daniel mit Katja zusammen, die sich gerade von einer desaströsen Beziehung erholte. Die Sexualität war aufregend, der emotionale Kontakt hingegen dürftig, weil Daniel seine übliche Rolle als Helfer spielte. Er transportierte Katjas Möbel und hörte sich ihre stundenlangen Tiraden über ihr enttäuschendes Leben an. Er nahm bewusst wahr, dass er um ihre Anerkennung buhlte und den emotionalen Kontakt zu vertiefen versuchte, indem er ihr seine Unterstützung anbot, und war darüber frustriert. Als ich eine Mutterübertragung deutete und erläuterte, dass er sich die Aufmerksamkeit seiner Mutter hatte verdienen müssen, indem er sich ihre Klagen anhörte, bekam er Wut auf mich und rebellierte; die Deutung wirkte aber auch befreiend und ermöglichte es ihm, seine Abneigung gegen Katjas Negativität zu äußern und eine ebenbürtigere Beziehung einzufordern.

In einem weiteren Versuch, aus unserem starren Attraktorzustand auszubrechen, fiel ich ihm einmal nach einem 45-minütigen Monolog ins Wort und sagte, dass ich das Gefühl hätte, keinen Kontakt zu ihm zu finden. Er reagierte auf diesen Versuch einer Annäherung, indem er eines meiner Bücher las – in der Hoffnung zu erfahren, was er »falsch machte«. Ich sah, dass er auf seine gewohnte Art reagierte: Er nahm alle Schuld auf sich. Statt sich auf einen direkteren Kontakt zu mir einzulassen, glaubte er, den Konflikt ganz allein lösen zu können, indem er sich »besserte«. Immerhin aber las er *mein* Buch, was ich als Zeichen dafür nahm, das er mich zu erreichen versuchte. Mir fallen Konfrontationen, wie schon erwähnt, nicht leicht. Der »Lone Ranger« wird im Schutze der Nacht aktiv. Im Licht zu stehen macht mich nervös. Deshalb erklärte ich ihm, dass ich mit meiner Intervention, mich ausgeschlossen zu fühlen, nicht eben glücklich sei. Doch er sagte, sie sei hilfreich gewesen, denn sie habe ihn strukturiert. Diese Interaktionen illustrieren, dass wir auf der bi-direktionalen Ebene beide darum kämpften, uns aus Übertragungen zu befreien, die uns zwangen, die Art und Weise, wie wir einander erlebten, allein zu verarbeiten. Das heißt, aus diesen Übertragungen war ein stagnierendes Patient-Analytiker-System hervorgegangen. Ich war mit meiner Intervention nicht zufrieden gewesen, denn sie erschien mir im Nachhinein unvermittelt, plump und unterschwellig anklagend. Heute ist mir klar, dass sie nicht darauf angelegt war, zu erforschen, wie wir uns in dieses Dilemma hineinmanövriert hatten. Dies war mein Anteil an seinem Gefühl, etwas falsch gemacht zu haben. Andererseits setzen das Aufbrechen starrer Attraktorzustände und ihre Neuorganisation natürlich Störungen des Systems voraus.

Erst als wir sehr viel später über die Anfangsphase unseres Prozesses sprachen, erzählte mir Daniel, dass er meine Interventionen zu Beginn als Belehrungen gehört hatte, als eine Art Schulaufgaben, die er durch- und abarbeiten musste. Er fand sich also auf vertrautem Gelände wieder: Ich gab ihm eine Nuss nach der anderen zu knacken. Er selbst beschrieb dies mit folgenden Worten: »Ich habe geredet und geredet und dabei ständig gehofft, dass Sie mir endlich eine Aufgabe stellen würden. Ich dachte immer: Was will er denn noch hören? Und wenn ich dann erzählt und erzählt habe, rückten sie mit einem einzigen Satz heraus. Das war wie ein Schlag mit einem Baseballschläger! Also wirklich, *ein* Satz! Wann immer ich hierherkam, war ich entweder ängstlich oder fühlte mich beruhigt ... schwarz oder weiß. Aber Ihre präzisen Unterscheidungen, das ständige Spiegeln und Benennen meiner Gefühle und Eigenschaften waren hilfreich. Und als ich Ihr Buch las, habe ich begriffen, dass der Zweck dieses Spiegelns darin bestand, meinen Gefühlen einen Kontext zu geben. Rückblickend betrachtet, war das eine verdammt harte Nuss! Dass ich lernte, meine Erfahrungen damit, wie ich *bin*, in Verbindung zu bringen, gab mir die Möglichkeit, Entscheidungen zu treffen. Früher habe ich sowohl im Beruf als auch in Beziehungen immer nur Aufgaben gesehen, die es abzuarbeiten galt. Dass Sie mir so ausführlich zugehört haben, machte mir auch bewusst, dass ich selbst in meinen Beziehungen ja genau das gleiche getan habe. Für Sie muss es ziemlich grauenhaft gewesen sein. Ich habe gemerkt, dass es Sie nervte, doch als Sie sagten, dass Sie keine Verbindung zu mir hätten und sich abgeschnitten fühlten, hatte ich keine Ahnung, was Sie damit meinten, denn schließlich war es für mich selbst ganz natürlich, jedem anderen endlos zuzuhören. Immerhin mussten Sie es nur eine halbe Stunde lang ertragen.« Er fand seine Bemerkung witzig, und mich amüsierte sie ebenfalls.

Auf der asymmetrischen Ebene meiner Beteiligung waren – wie seit jeher in jeder Behandlung – das Zuhören, das Verstehen, das Verbalisieren seiner Gefühle, die empathische Begleitung und das emotionale Verweilen in seiner Erfahrungswelt therapeutisch hilfreich. Ich fühle mich durch die therapeutische Wirksamkeit der empathisch-introspektiven Haltung des Zuhörens und des asymmetrischen Settings bestärkt und bewundere Daniels Fähigkeit, sie für sich zu nutzen und seine therapeutische Erfahrung präzise in Worte zu fassen. Gleichzeitig möchte ich noch einmal meine Überzeugung betonen, dass alle theoretischen und klinischen Ansätze den Filter unserer idiosynkratischen Subjektivität passieren, die allein innerhalb des unverwechselbaren intersubjektiven Feldes, das wir mit unseren Patienten bestellen, verstehbar wird. Deshalb wende ich mich nun erneut dem therapeutischen Prozess zu und beschreibe das Zusammenspiel zwischen der asymmetrischen und der bi-direktionen Diskursebene.

Im Anschluss an die konfrontativen Sitzungen, die eine neue Kontaktebene erschlossen, weinte Daniel in seiner Analyse zum ersten Mal. Er sagte, dass er sich wiederhole, weil er nicht glaube, von seinem Gegenüber gehört zu werden; ihm sei bewusst, dass er ein Problem damit habe, Vertrauen in eine Beziehung zu setzen. Er stelle sich anderen als Mülleimer zur Verfügung und schlucke und schlucke. Seine Gefühle, seine Bedürftigkeit, machten ihm Angst, denn sie würden entweder den Anderen überschwemmen oder ihn selbst vernichten. Bedürftig zu sein oder Gefühle zu zeigen sei für ihn gleichbedeutend mit Schwäche, und das mache ihn traurig. Daniel erinnerte sich daran, wie er am Sterbebett seines geliebten Großvaters saß und als einziger aus der Familie den Moment bemerkte, in dem der Großvater dahinging. »Alle anderen«, so berichtete er, »sprachen schon über die Organisation der Beerdigung.« Die Scham, die ihn überkam, wenn er sich verstanden fühlte oder Unterstützung in irgendeiner Form annahm, hing mit seinem Verdacht zusammen, sich als bedürftig zu entlarven und damit seine grundlegende Unzulänglichkeit zu beweisen: »Als wäre ich ein trockener Schwamm, auf den ein Tropfen Wasser fällt.« Andererseits bedauerte er, die Hilfe, die ihm andere in der Vergangenheit angeboten hatten, abgelehnt zu haben, und schämte sich darüber. Seine Traurigkeit aber wurde, als er sie in Worte zu fassen und zu bedenken lernte, zu dem Medium, das ihn wieder mit sich selbst in Verbindung brachte und es ihm ermöglichte, das ignorierte Kind, das er gewesen war, zu betrauern. Dieses Beispiel zeigt, dass ein Entwicklungstrauma ansatzweise integriert werden und ein Gefühl der Ganzheit entstehen lassen kann, wenn es in der Bezogenheit zu einem Anderen aufgehoben wird. Bedauern und Traurigkeit bleiben. Daniel gab seine Versuche, Katja zu retten, auf und wunderte sich darüber, dass er ohne große Mühe in einem beruflichen Training exzellente Bewertungen erhielt. Er hörte auf, Menschen, die er nicht mochte, vor den Kopf zu stoßen, und andere, die ihm gefielen, zu idealisieren. Seine Überzeugung, nie genug zu tun, wich nach und nach der Vorstellung, womöglich doch zu »genügen«. In meiner Praxis widerstand er nun der Versuchung, anderen Patienten die Tür aufzuhalten.

Ich habe beschrieben, wie Daniel und ich in einen starren Attraktorzustand hineingerieten, in dem ich mich als Zuhörer gefangen fühlte und Daniel durch endloses Reden versuchte, sich verständlich zu machen. Wenn er zu seinen Sitzungen kam, war er entweder ängstlich oder fühlte sich beruhigt. Er schwankte zwischen zwei Grundzuständen: angestrengter Plackerei und erschöpfter Träumerei. Ich verglich dies mit der digitalen Computerwelt des Entweder-Oder, Null-oder-Eins.

Dazwischen gab es nichts, keine Integration der Gefühlszustände und keine Hoffnung auf Kommunikation und gemeinsames Forschen. Es war ein hermetisch abgeschlossenes System, in dem wir einander in dem oben erwähnten »Duell der Monaden« gegenübertraten. Glücklicherweise fanden wir heraus, dass Daniels »digitale« Zustände mit den Erfahrungen korrespondierten, die er einerseits mit seinem Vater, den er Hubert nannte, wenn er von ihm sprach, und andererseits mit seinem geliebten Großvater, Albert, gemacht hatte. Er begann, seine Gefühle parodistisch kundzutun, indem er seinem Vater einen Platz auf seiner rechten und dem Großvater einen Platz auf seiner linken Schulter zuwies. Ich griff seine humorvolle Verspieltheit auf und animierte ihn zu einem Rollenspiel, das ich aus der Gestalttherapie kannte. Hubert und Albert sollten ein Gespräch miteinander führen. Ich stellte meinen Papierkorb vor Daniel und bat ihn, die Rollen zu verteilen. Bezeichnenderweise ließ er den Papierkorb Alberts Rolle übernehmen, er selbst spielte Hubert. »Bezeichnend« war dies insofern, als er Albert stets als einen buddhaähnlichen, in sich ruhenden Mann beschrieb, als gefühlvollen Träumer, der sein Leid wortlos ertrug. Daniel hatte glückliche Stunden in Alberts Schneiderei verbracht, war ihm zur Hand gegangen und hatte ihre zwillingshafte Seelenverwandtschaft, die mit keinerlei Ansprüchen verknüpft war, genossen. Hubert hingegen konfrontierte ihn mit unmöglich zu erfüllenden Forderungen, lähmte ihn entweder oder trieb ihn in eine Hyperaktivität, durch die er sich zu befreien versuchte.

Wie war der Macher mit dem Träumer, der Diktator mit dem Buddha zu vereinbaren, und wie ließ sich das Funktionieren mit den Gefühlen verbinden? Sobald Daniel-Albert etwas annähernd Positives über das, was er getan oder woran er sich im Leben erfreut hatte, sagte, schnauzte Daniel-Hubert ihn an: »Warum hast du das nicht schon früher gemacht?« Oder: »Na und? Was ist daran so besonders?« Daniel sagte, er fühle sich wie zwei Personen gleichzeitig. Ganz gleich, was er auch sagte – es wurde von einem anderen Selbstanteil relativiert. Sobald ich spiegelte, was er fühlte, dachte er bei sich: »Was zum Teufel will er von mir?« Daniel hörte buchstäblich auf zu atmen, er hielt die Luft an. Er fühle sich, so erklärte er mir, wie gelähmt, in einem Schockzustand – gähnende Leere breite sich in ihm aus. Er wisse nicht, was er fühle. Ich sagte: »Atmen Sie!« Nach dem Luftanhalten fühlte er sich bloßgestellt und schämte sich über das Gefühl oder das Bedürfnis, das von mir benannt worden war. Im Grunde fand er es beschämend, überhaupt Bedürfnisse zu haben. Um sich zu schützen, wollte er am liebsten nur unbestreitbare, vermeintlich objektive Wahrheiten von sich geben. Ich bot ihm in solchen Situationen häufig ein humorvolles Bild an, quasi als Ventil, das ihm half, seinen immensen inneren Druck loszuwerden. »Sie haben mir durch Ihren Humor ungemein geholfen, wenn ich nicht weiter kam, obwohl ich mir auch vorstellen kann, dass andere mit manchen Ihrer Bemerkungen oder Witze Probleme hätten. Ich fand sie entlastend, weil sie dem Ganzen etwas von der Schwere nahmen und mich von dem Gefühl befreiten, die Nuss unbedingt knacken zu müssen.« Daniels Welt war vorwiegend reaktiv gewesen; er hatte unter dem Terror gelebt, objektiv »wahre« Kriterien und »gerechtfertigte« Anforderungen erfüllen zu müssen. Der Humor hingegen diente uns als Möglichkeit, auch ernsthafte Angelegenheiten leichter zu nehmen.

Humor und Freude wurden zum Gegengift unserer pathologischen Anpassung. Sie brachen den starren Attraktorzustand auf, der uns beide gefangen hielt. Daniel sagte: »Dass wir beide den gleichen Sinn für Humor haben, hat mir geholfen.« Ich antwortete: »Ja, der Sinn für das Absurde, vor allem, wenn wir uns ohnmächtig fühlen.« »Ja, aber eine Ohnmacht, zu der man steht, kein Fatalismus. Wir können akzeptieren, dass auch die Verrücktheit zu uns gehört, und irgendwie ist sie ja auch komisch«, erwiderte Daniel. Unser gemeinsamer Sinn für Humor hatte sich in ähnlich organisierten Welten entwickelt. Auf einer bestimmten Ebene diente er zur Abwehr der Hilflosigkeit, als Möglichkeit, Gegenkräften, denen wir uns unterlegen fühlten und die wir nicht zu konfrontieren wagten, auszuweichen. Er war ein Versuch, eine vor langer Zeit erlittene Niederlage zu verleugnen, ein Abschütteln der Schwäche, um dem Schmerz zu entfliehen und Verlusterfahrungen zu vermeiden. In der Art und Weise aber, wie wir den Humor einsetzen, vollzog sich – parallel zum Durcharbeiten unserer Lebensthemen – eine Entwicklung. Hatte der Humor zu Beginn des therapeutischen Prozesses das Duell der Monaden maskiert, das in ein geschlossenes Analytiker-Patient-System einmündete, entwickelte er sich später zu einem Dialogmodus, der es uns ermöglichte, uns von einem ähnlichen, gleichfalls erdrückenden Organisationsprinzip, nämlich der Angst vor dem Ausgeschlossensein, zu befreien. Anfangs erlebte Daniel meine Interventionen, mein Benennen seiner Gefühle, als Hammerschläge, die er abwehren musste, während ich selbst mich wie ein Elefant im Porzellanladen fühlte. Dieser unterschwellige, aggressive Schlagabtausch aber verwandelte sich im Laufe der Zeit in humorvolle Wortwechsel, die auf uns beide befreiend wirkten. Ohne ihn zu beschämen, führten meine humorvollen Kommentare Daniel vor Augen, dass er seine Bedürfnisse vernachlässigte. Mir selbst diente der Humor nicht als Vermeidung der Konfrontation oder als Verleugnung meiner Schwäche, sondern als wirkmächtiger Modus der Selbstäußerung. Er verscheuchte die Gespenster der düsteren Vergangenheit und bahnte uns den Weg ins Licht.[6]

Daniel erlebte meine Empathie anfangs als pädagogisch und reagierte kämpferisch, indem er meine Interventionen als Nüsse auffasste, die es zu knacken galt. Er begann, sich verstanden zu fühlen, wenn ich humorvolle Bilder und Metaphern benutzte, um sein Erleben zu benennen und zu kontextualisieren. Sachliche Darlegungen von Kausalzusammenhängen hätten ihm nicht mehr als ein Schulterzucken ab-

[6] Kohut (1985) schrieb: »[Ich] empfinde […] es immer als Beruhigung, wenn ich merke, dass [der Patient] in der Lage ist, Humor zu zeigen, und über genügend Selbstsicherheit verfügt, um die Relativität des Selbst und die Anerkennung anderer Selbste zuzulassen« (S. 239).

genötigt. Im Freundeskreis hakte er solche Beiträge als »esoterisch« ab. Wenn ich jedoch merkte, dass ihm etwas Angst machte, und daraufhin sagte, dass das Monster hinter dem Busch immer viel größer sei als das Monster, das man sehe, indem man es benenne, fühlte er sich erleichtert und war in der Lage, die Ursachen seiner Angst gemeinsam mit mir zu erforschen. Er verstand auch augenblicklich, weshalb ich ihn als den »Schattenmann« bezeichnete, wenn er wie eine graue Eminenz agierte und seine eigene Agenda hintanstellte. Seine Gefühle waren für ihn selbst eine Fremdsprache, doch die Bilder entwirrten den Knoten und regten ihn an, eigene Metaphern zu finden. So stellte er sich vor, wie der »Schattenmann« geduckt, mit eingezogenem Kopf, auf Zehenspitzen durch den Nebel schleicht. Dieser Vergleich befreite ihn von dem digitalen, guillotine-ähnlichen Modus, seine Gefühle zu ordnen, und erschloss ihm einen Raum zur Selbsterforschung. Konkrete Erklärungen waren ebenfalls hilfreich. Den Primat der Subjektivität erklärte ich ihm zum Beispiel anhand des folgenden Bildes: »Jeder von uns ist eine Kamera, die die Welt auf eine höchst idiosynkratische Weise abfilmt.« Dieser Vergleich ermöglichte es Daniel-Hubert und Daniel-Albert, sich aus ihrer tödlichen Verklammerung zu lösen. Gadamers Konzept der dialogischen Wahrheit half Daniel zu begreifen, dass man unterschiedliche Sichtweisen haben und gleichwohl zu einem gemeinsamen Verständnis gelangen kann.

Was tat ich? Vom schmalen Pfad der traditionellen Deutung war ich zweifellos abgewichen, allerdings veranlasst durch meine dialogisch orientierte Empathie. Gemeinsam hatten wir Daniels habituelles, an äußeren Standards orientiertes »Management« seiner Gefühle verändert. Bilder, Metaphern und Vergleiche dienten als Containment und als Rahmen, den er mit eigenen Bildern füllen konnte. Diese Art der Selbststrukturierung öffnete die Gestalt und gab Daniel die Freiheit, sich zu definieren, statt es als seine Aufgabe zu betrachten, sich gemäß den an ihn herangetragenen Anforderungen zu erfinden. Die vierundvierzig Päckchen, die ich ihm seiner Meinung nach aufbürdete, waren eine – wenngleich weniger bösartige – Wiederholung von Huberts Erwartung absoluten Gehorsams. Im Humor und in den Bildern fanden wir eine dialogische Plattform, um zu erforschen, was es bedeutete, Daniel zu sein. Als wir dies besprachen, wagte ich die Vermutung, dass er meine Bilder wie Nüsse mit nach Hause nehme, sie knacke und dann seine eigenen Bilder entwickele. »Nein«, sagte er, »ich schreibe Geschichten über sie.« »Ihre eigenen?«, gab ich zurück. »Ja, aber wenn mir der Humor fehlte, wäre ich in das depressive Loch gefallen. Man muss eine Möglichkeit finden, nach oben und nach vorn zu blicken.« »Andernfalls hätten Sie aus Ihrem Loch nicht herausgefunden«, antwortete ich. »Ja«, sagte Daniel, »und da unten wird es nicht einfacher. Sie würden irgendetwas erläutern, und ich würde Sie korrigieren und korrigieren und korrigieren.« Ich musste lachen, weil mich seine Beschreibung meiner stümperhaften Versuche, ihn zu verstehen, amüsierte. Doch er sagte: »Nein, nein, nein. Es war hilfreich, wenn Sie nicht lockerließen und immer wieder fragten, wie ich mich fühlte, und hin und wieder ein bisschen Theorie einstreuten. Ich habe es dann zu Hause nachgelesen und mir Gedanken gemacht. Das war eine Nuss, aber sie war nach meinem Geschmack.« »Die Bilder und die Theorie haben Ihnen also geholfen, Ihre eigenen Bilder zu finden«, präzisierte ich. »Nun ja, zumindest setzten sie mir gelegentlich ein Licht auf.«

Daniel begann sich zu fragen, wie ich es mit ihm »aushielt«. Doch er fühlte sich mir auch verbunden, lachte gern mit mir und hatte das Gefühl, dass ihm die Analyse etwas gab und er keineswegs, wie er in der Vergangenheit geglaubt hatte, alles allein erledigen musste. Er war jedoch auch traurig über die sechsunddreißig Jahre, in denen er geglaubt hatte, seine eigenen Bedürfnisse nicht äußern zu dürfen. »So much for tears, so much for those long and wasted years …« (Bob Dylan). Daniel spürte mittlerweile, wenn er hungrig oder müde war. Früher hatte er seine Garderobe nach dem Kalender gewechselt, statt sich am Wetter oder an seiner Befindlichkeit zu orientieren. Er begann, über seine Beziehungen zu Frauen nachzudenken. Er trennte sich von der Frau, die seine Anpassungsfähigkeit ausnutzte. Mit einer anderen Frau, Irene, war er seit Jahren gut befreundet. Nun fragte er sich, weshalb sich nie eine Liebesbeziehung zwischen ihnen entwickelt hatte. Er fühlte sich Irene gegenüber in der Bruderrolle und befürchtete, zum »Victimizer« zu werden, wenn er mehr von ihr wollte, zu einem Diktator wie ehemals sein Vater. Als er Irene sagte, dass er eines Tages gern Kinder hätte und dass er sie am Wochenende vermisst habe, antwortete sie, dass Männer nur deshalb Kinder haben wollten, um ihr Ego zu spiegeln, und dass Frauen zu Gebärmaschinen degradiert würden. Damit beschrieb Irene ziemlich exakt das Frauenbild von Daniels Vater. Als ich Daniel darauf aufmerksam machte, empfand er es zwar als befreiend, fühlte sich aber erschöpft und wusste nicht weiter. In der Sitzung, die auf diese Desillusionierung folgte, verfiel er in seinen »Handpuppenmodus«: Er überschlug sich fast beim Sprechen, wobei er verbal präsent blieb, aber emotional verschwand.

Eine Weile später beschloss Daniel, auf die Couch zu wechseln. Er hatte den Eindruck, nicht recht voranzukommen, und wollte schwierigere Themen bearbeiten. In seinem eigenen Raum auf der Couch zu liegen entspannte ihn. Es machte ihn traurig, als ihm bewusst wurde, wie sehr Beziehungen ihn anstrengten. Er erzählte mir, dass es ihm entsetzlich peinlich gewesen sei, einen medizinischen Begriff, den Irene im Gespräch benutzte, nicht zu kennen. All seine schulischen Misserfolge und die damit verbundenen Demütigungen schwappten wieder hoch und suchten ihn heim. In der Situation mit Irene war er ebenfalls sofort in seinen »Handpuppenmodus« verfallen. Er hatte seine Bemühungen, ihr alles recht zu machen, verdoppelt und war selbst hinter der Szene verschwunden. Er begriff, dass dieser Arbeitsmodus ihm als Methode diente, Kontakt zu strukturieren und dem Gefühl des freien Falls vorzubeugen: »Ich *muss* alles wissen, ich *muss* eine originelle Antwort parat haben, ich bin die Antwortmaschine.«

Ich ließ mich in diesen dunklen Raum hineinfallen. Plötzlich flammten Flutlichter auf. Vor all den erwartungsvollen Blicken, die sich auf mich richteten, konnte ich unmöglich bestehen. Mir standen vor Angst die Haare zu Berge, mir wurde flau, und mich überkam das Gefühl, nicht hier und auch nirgendwo anders sein zu wollen. Ein Gefühl abgrundtiefer Schwäche trennte mich von der Welt. Ich hatte keinerlei Hoffnung, diese Kluft jemals überwinden zu können – es war die Sekunde im Arbeitsalltag des Therapeuten, in der er die Trümmer der Zerstörung in seinem Patienten und in sich selbst erblickt.

Wenn unsere ähnlichen Lebensthemen anklangen, neigten wir beide weiterhin dazu, uns in den sicheren Schatten zurückzuziehen. Die Couch jedoch ermöglichte es Daniel, in Gegenwart des Anderen allein zu sein (Winnicott 1965). Die »Antwortmaschine« verstummte nach und nach. Der »Handpuppenspieler« machte Ferien. Daniel wurde schweigsam. Manchmal weinte er. Aber seine Traurigkeit erschreckte ihn nicht mehr. Dies war neu für uns. Wir waren darauf eingespielt, uns auszutauschen, doch nun herrschte Stille. Es war nicht einfach. Das Bild der »Antwortmaschine« passte auch auf mich selbst perfekt. Ich musste auf unseren amüsanten Schlagabtausch verzichten. Szenen mit meinem Bruder gingen mir durch den Kopf. Für das französische Lyzeum, das wir besuchten, mussten wir einen Aufsatz über Racine schreiben. Die Reime des Dichters, zum Beispiel »gloire« und »croire«, gaben uns Anlass zu Lachkrämpfen. Auf einem Motorrad rasten wir beide in Regen und Wind durch Paris. Ohne Helm. Diese Erinnerungen trösteten mich, und ich schwieg.

Dass Daniels neu entdeckte Fähigkeit, seine Traurigkeit zuzulassen, und unser beider Fähigkeit, in einem Zustand des stillen Miteinander-Zusammenseins innezuhalten, es ihm ermöglichten, sich in seinem Job aggressiver durchzusetzen, ist eines der psychotherapeutischen Paradoxa. Freilich betrat damit auch Hubert wieder die Szene. Daniel befürchtete schlimme Folgen, hatte seine Angst aber unter Kontrolle. Als ich eine Bemerkung über seine Expansivität machte, gab er zurück: »Das paralysiert mich.« »Sie können es nicht hören?«, fragte ich, und er erwiderte: »Nein, ich verleugne es. Aber es stimmt, ich zeige mich mehr als früher. Mir fällt auch auf, dass andere ähnliche Gefühle haben wie ich selbst. Ich bin also gar nicht so ›besonders‹. Mich interessiert wirklich, was in anderen vorgeht, und deshalb spreche ich sie an. Ich beginne gerade, meine menschliche Umwelt zu entdecken. Früher habe ich alles nur mit dem Verstand beurteilt, Gefühle waren eine Fehlerquelle. Die Welt war voller Menschen, die mir schaden konnten. Alles Positive prallte an mir ab. Ich habe mich totgestellt. Ich musste meine Gefühle abschalten. Sonst hätte ich in ständiger Angst gelebt.« Er verlor seine »Besonderheit«, weil sein Selbstwertgefühl nicht länger an die Selbstentsagung gebunden war. Die Integration der schmerzhaften Minderwertigkeitsgefühle dämpfte sein Bedürfnis nach defensiver Grandiosität. Er konnte beide Zustände miteinander versöhnen: »Ich habe mich immer wie ein Grand Seigneur gefühlt, weil jeder meinen Rat suchte, und dabei ist mir nie klar geworden, dass sich kein Mensch für meine eigenen Wünsche interessierte.«

Noch einmal zu den gemeinsamen Lebensthemen. Die bewusste Grundlage meines Wunsches, Therapeut zu werden, wurde gelegt, als ich zwanzig Jahre alt war und mir im College jedermanns Probleme anhörte. Merkwürdigerweise reagierte ich eher auf der Basis eines impliziten Wissens und nicht, indem ich logische Überlegungen anstellte. An diesem Reaktionsmodus sind sowohl meine Schwäche als auch meine Stärke beteiligt. Gut möglich, dass er auf die Art und Weise zurückgeht, in der Säuglinge und Kleinkinder, noch bevor sie Gefühle benennen können, das Gesicht der Mutter »lesen«. Ich fühlte, was andere fühlten, ohne es zu symbolisieren. Ebenso wie Daniel nahm ich intensive Gefühle oft als gefährlich war und regulierte starke Erregungszustände herunter. Für mich war es ganz natürlich, die zweite Geige zu spielen und anderen Platz zu machen. Diese Eigenschaften hatten zur Folge, dass meine Wünsche sekundär waren. Interessanterweise trat *Bruno* (siehe 1. Kapitel) etwa in dieser Zeit auf den Plan. *Bruno* diente mir als Bollwerk gegen das vernichtende Gefühl der Bedeutungslosigkeit, dem er sarkastisch entgegentrat, um mein bedrohtes Selbstgefühl neu zu beleben.[7]

In einer weiteren Sitzung sagte Daniel, dass er stolz darauf sei, in Gesprächen nicht mehr automatisch die »Antwortmaschine« anzuschalten. Außerdem sei »der Mülleimer noch nicht einmal zu einem Viertel voll«. Am Folgetag meinte er sichtlich bewegt, dass in dieser Sitzung etwas mit ihm passiert sei. Er habe seine Sache gut gemacht und es mir erzählt. Als ich nicht à la Hubert mit einem »Übernimm dich bloß nicht« reagiert, sondern mich mit ihm gefreut hätte, habe er eine angenehme Müdigkeit verspürt: »Heute folgt meine Psyche einfach meinem Körper, ich bin nicht ins Grübeln gekommen und ganz langsam in den Tag gestartet.« Auf der Couch konnte er seine Gedanken schweifen lassen. Immer häufiger schwieg er. »Die Couch hilft mir«, sagte er. »Ich bin weniger reaktiv als früher. Jetzt geht es um mich und nicht um das, was Sie wollen. Ich habe ganz kurz daran gedacht, dass ich mich schon früher hätte auf die Couch legen sollen, aber ich kann jetzt einfach *sein*, ohne mich selbst anzutreiben.« Kichernd antwortete ich: »Harte Arbeit, hm?«[8]

Das schwierigste Thema und zugleich dasjenige, das ihn zum Wechsel auf die Couch veranlasst hatte, war seine Beziehung zu Frauen. Nachdem wir uns mit seinem Burnout beschäftigt hatten, began-

---

7 »Es kommt zum Sarkasmus, wenn idealisierte Werte fehlen und die Bewertung der affektiven Bedeutung der Schranken, die dem Narzissmus gesetzt sind, durch Überbesetzung eines lust-suchenden, omnipotenten Selbst versucht wird« (Kohut [1966] 1975, S. 165).

8 »Kohut meint, dass der Humor als Umformung des Narzissmus, also nicht lediglich als Ausdruck einer Verleugnung, auch die Akzeptanz der Vergänglichkeit erleichtern kann. Der Humor birgt das Gefühl eines stillen inneren Triumphs in sich, gemischt mit unleugbarer Melancholie, das sich deutlich von dem Bild einer fragmentarischen oder defensiven Grandiosität und Hochstimmung unterscheidet« (Siegel 1996, S. 62).

nen wir nun, seine Einsamkeit zu erkunden. Daniel hatte das Gefühl, seiner Arbeit seinen persönlichen Stempel aufgeprägt zu haben; dass darüber viel Zeit vergangen war, in der sich keine Beziehung hatte entwickeln können, machte ihn traurig. Ihm fiel das Wort »Eunuch« ein: »Man weiß, wie es funktioniert, ist aber selbst nicht fähig. Frauen sind mir eigentlich immer nur zugestoßen. Es widerstrebt mir, diese Veranstaltungen für Singles aufzusuchen. Das wäre, als suchte ich nach jemandem wie mich selbst, jemandem, der es gewohnt ist, alles selbst zu machen. Mir käme es wie ein Trostpreis vor. Würdelos. Ich will nicht, dass meine Suche nach einer Frau in einen Verzweiflungsakt ausartet. Deshalb frage ich mittlerweile Frauen aus dem Büro, die ich gut kenne, ob sie mit mir ausgehen möchten. Es ist mir nicht mehr peinlich. Klar, sie sind verheiratet, aber ich habe begriffen, dass ich mich zeigen muss. Außerdem habe ich diese Wissenschaftlergruppe gefunden, lauter abgefahrene Leute mit ganz unterschiedlichem Hintergrund, die über Außerirdische diskutieren und über die Möglichkeit, Kontakt zu ihnen aufzunehmen. Sie sind wirklich interessant, und vielleicht lerne ich dort jemanden kennen, auch wenn nur wenige Frauen in der Gruppe sind.«

Danach erinnerte er sich an seine ersten beiden Liebesbeziehungen. Er war noch ein Teenager gewesen und hatte beide Male abrupt Schluss gemacht. Er betonte, dass diese Beziehungen und insbesondere die Intimität etwas waren, was sich beide Beteiligte gewünscht hatten. Er träumte von jenen jungen Frauen. Im Traum war er verliebt, hatte aber auch Angst und verspürte einen Fluchtimpuls. Als er mit den Frauen sprechen wollte, gingen sie fort. Vergeblich suchte er nach ihnen, war traurig darüber, dass er wieder einmal eine Gelegenheit verpasst hatte, und dachte dennoch, es sei besser so: »Ich bin nicht für eine Beziehung bestimmt.« Ich fragte ihn nach den Gründen dieser Überzeugung und erkundigte mich, weshalb er betont hatte, dass die Initiative von beiden Beteiligten ausgegangen sei. Daraufhin beschrieb er eine Frau, die er auf einer Party im Büro gesehen hatte. Er fand sie außerordentlich attraktiv und lustig, »ein wirbelnder Derwisch«. Ihr offenkundiges Interesse an ihm hatte ihn in einen Zustand der Übererregung versetzt und gelähmt. Nach den ersten beiden Beziehungen hatte er immer nur kurze Affären gehabt und Sexualität und Liebe getrennt gehalten. Der »wirbelnde Derwisch« hätte nur allzu gut zu ihm gepasst, aber dadurch stieg das Risiko: »Ich mache mir klar, dass es keinen Zweck hat. Sie ist viel zu jung für mich. Ich vergreife mich doch nicht an Kindern. In meiner Familie und in unserer Firma hat man sich nicht gezeigt. Ich müsste aus dem Schatten heraustreten. Die Vorstellung einer ernsthaften Beziehung ist für mich immer damit verbunden, dass ich am Ende doch den Laufpass erhalte.«

Er konnte sich nicht vorstellen, Sex mit einer Frau zu haben, die er gern hatte. Wir versuchten herauszufinden, wie er sich als Mann definierte. Würde er eine Frau direkt umwerben, käme er sich vor wie sein vulgärer Vater, der Daniels Schwestern, wenn sie Freunde mitbrachten, erklärte, dass sein Haus kein Bordell sei, selbst aber Frauen auf den Hintern schlug. Seine Schwestern würden ihn, so glaubte er, tatsächlich für einen »Macho« halten, wenn sie wüssten, dass er eine attraktive junge Frau begehrte und umwarb. Und er selbst bekäme Schuldgefühle gegenüber der Frau, sollte er die Initiative ergreifen. Deshalb bescheide er sich damit, Frauen zu trösten, und warte weiter ab. In seiner Familie habe, so sagte er, eine »protestantische« Atmosphäre geherrscht.

Auf seine Beschreibung all dieser Scham- und Schuldgefühle gab ich Daniel zur Antwort, dass sie mich an einen Witz aus einem Theaterstück erinnerte, das in Berlin gerade ein großer Erfolg war. Ein Mann möchte einen ökologisch und politisch korrekten Kochkurs besuchen. Er öffnet die Tür zu einem Raum und fragt, ob dort der Anfängerkurs stattfände. Die Antwort lautet: »Nein, das ist der Fortgeschrittenenkurs ›Backen ohne Mehl‹.« Er begibt sich zum nächsten Raum, in dem zwanzig Männer Liegestützen machen. Auf seine Frage nach dem Kochkurs bekommt er zur Antwort: »Wir sind der Kurs ›Sex ohne Frauen‹.«

Im Grunde hatten wir es nun mit ödipalen Themen zu tun. Schon bald wurde auch die Rolle seiner Mutter klarer. Als Kind hatte er sich einem ablehnenden, verächtlichen und rivalisierenden Vater gegenübergesehen und einer Mutter, die ihn zur Befriedigung ihrer sexuell konnotierten narzisstischen Bedürfnisse benutzte, sich aber ansonsten entzog. Dass er als Beschützer seiner Schwestern auftrat, hing mit einer Generalisierung seiner ödipalen Gefühle für die Mutter zusammen. Er war der Tröster der Mutter und schützte die Schwestern vor den Angriffen des Vaters. Deshalb war er Frauen gegenüber in seiner Loyalität wie gefangen. Er konnte nicht initiativ werden, ohne sich gleichzeitig schuldig zu fühlen.

Die Geschichte aus dem Theaterstück ist politisch vielleicht nicht ganz korrekt, diente mir aber als humorvoller Versuch, Daniels Dilemma zu spiegeln.[9] In meiner Arbeit mit Männern aus Daniels Generation habe ich die Erfahrung gemacht, dass die Rolle des Frauentrösters und -verstehers offenbar eine unserem Zeitgeist geschuldete Variante des ödipalen Themas darstellt. Diese Männer haben mit ihrer Männlichkeit Schwierigkeiten und fühlen sich verunsichert. Das Bild eines autoritären Vaters, der sich emotional um seine Kinder nicht kümmerte und den sie ablehnen, scheint sie daran zu hindern, ihre Wünsche gegenüber Frauen offen zu äußern. Sie haben keine positive männliche Identität entwickeln können, fühlen sich in ihren Beziehungen zu Frauen verloren und haben Angst, verschlungen zu werden. Daniel fasste dies in die Worte: »Noch ein halbes Jahr länger mit Katja, und

[9] »Wir neigen dazu, uns selbst zu kritisieren oder uns von Kollegen kritisiert zu fühlen, wenn wir allzu spontan oder nicht analytisch reagieren. Vielleicht fragen wir uns: ›Warum habe ich das gesagt?‹ Doch was uns kurzfristig als suboptimale Reaktion erscheinen mag, kann langfristig hilfreicher und menschlicher sein, als wir zunächst glauben. Manchmal profitiert der Patient davon erheblich mehr als von unseren tiefsten Deutungen.« (Bodansky 2004, S. 306)

ich wäre ausgeblutet.« Bestimmend für das Vaterbild der Männer dieser Generation ist eine vorwurfsvolle Enttäuschung. In ihren Beziehungen zu Frauen werden sie durch die archaische Bindung an die Mutter blockiert. Ihnen droht die Fragmentierung, sollten sie versuchen, diese Bindung zu lösen und ein authentisches Gewahrsein ihrer männlichen Wünsche und Bedürfnisse zu entwickeln.

Ich fühlte mich als Kind ganz ähnlich wie Daniel gezwungen, meine Mutter und meine jüngere Schwester vor den Angriffen meines Vaters zu schützen. Meine Mutter machte mich zu ihrem Vertrauten und klagte mir ihr Leid über ihre unglückliche Ehe. Gleichzeitig ließ sie absolut keinen Zweifel daran, dass ich mich mit meinem Bruder niemals würde messen können.

In Daniels Therapie lenkte ich die Aufmerksamkeit nun gezielt auf die Sexualität. Ich wollte seine Angst vor Intimität gründlicher verstehen. Daniel erklärte, dass er, selbst wenn er nur ein einziges Mal mit einer Frau schlafe, das Gefühl habe, einen Vertrag auf Lebenszeit einzugehen: »Ich habe die Phantasie, früher oder später den Laufpass zu bekommen und dann wie ein Idiot dazustehen, mit meinem Vertrag in der Hand. Ich habe eine romantische Vision. Ich meine es wirklich ernst. Ich werde nicht jeder attraktiven Frau hinterherrennen. Das könnte ich mit meinem Selbstwertgefühl nicht vereinbaren, und ich will es auch gar nicht!« Ich antwortete, dass jede Münze zwei Seiten habe: Er habe ein starkes, romantisches Loyalitätsgefühl, gleichzeitig aber fühle er sich ausgenutzt. Er erwiderte: »Deshalb ist es so wichtig, wen ich mir aussuche, aber es paralysiert mich auch. Ich muss wissen, dass keiner den anderen benutzen wird.«

Ich habe, wie mehrmals betont, meine Lebensthemen oder Organisationsprinzipien beschrieben, um zu zeigen, wie sie durch die bi-direktionale Interaktionsebene beeinflusst wurden. Sobald ich mit Daniels Geschichte in Berührung kam, wurden meine eigenen Erfahrungen aktiviert. Obwohl ich mich bemühte, Daniel als Individuum mit seiner eigenen unverwechselbaren Vergangenheit zu sehen, wurde jede meiner Wahrnehmungen durch meine eigenen inneren Bilder kodeterminiert. Das bedeutet nicht, dass wir identisch wären. Wir sind unterschiedlich. Doch sobald wir zu interagieren begannen, entstand ein neues intersubjektives Feld, in dem sich unsere jeweiligen Lebensthemen miteinander verknüpften. Ich habe zum Beispiel versucht zu zeigen, wie sich unser humorvoller Umgang miteinander entwickelte und wie wir beide dadurch verändert wurden. Als es mir gelang, einen tieferen Kontakt zu Daniel herzustellen, konnte ich auf meine in Humor gekleideten Sticheleien verzichten und mich auf eine freudige und lustvolle gemeinsame Erkundung unserer Bezogenheit einlassen. Damit erhielt auch das Thema Größe eine neue Bedeutung. Ich fühlte mich gegenüber Daniel nicht länger massig und schwerfällig und hatte infolgedessen weniger Schwierigkeiten, meiner eigenen Expansivität Ausdruck zu verleihen. Daniel wiederum wurde, nachdem wir unseren defensiven, rivalisierenden Einsatz des Humors überwunden hatten, nicht länger von Scham überwältigt, wenn er Bilder benutzte, die ihn in seiner Authentizität zeigten. Er musste sich nicht mehr in die Sicherheit, Isolation und Einsamkeit der Schatten flüchten. Er legte sich neue Arbeitsgewohnheiten zu und prägte seinen Projekten seinen »persönlichen Stempel« auf.

Mein Wissen um meine persönliche Dynamik der Selbstaufopferung im Dienste archaischer Bindungen, sei's an meine Mutter, sei's an meinen Bruder, ermöglichte es mir, Daniels Ängste und die absolute Notwendigkeit, als einsamer Cowboy durchs Leben zu gehen, zutiefst nachzuempfinden. Dass ich selbst eine »Antwortmaschine« gebraucht hatte, bildete eine der frühen Grundlagen meiner Berufswahl. Ich habe dieses Organisationsprinzip dank der Disziplin, die man in langjähriger klinischer Arbeit erwirbt, überwunden, doch das Durcharbeiten dieses psychischen Phänomens wird nie abgeschlossen sein. Der Prozess mit Daniel eröffnete uns beiden neue Reflexionsräume, indem wir den Humor als Möglichkeit des Miteinander-Zusammenseins nutzten und gemeinsam über unsere Grenzen und Unzulänglichkeiten zu lachen lernten. Unsere Bindung hat davon profitiert. Der Humor streute sozusagen Sand ins Getriebe unserer Antwortmaschinen und bahnte uns den Weg zur Authentizität.[10]

In der Beziehung zu seinem Vater hat sich insofern etwas verändert, als der Vater Daniel nun seine Bedürftigkeit zeigt, statt ihm Befehle zu geben. Daniel hat aber eine gesunde Distanz zu seiner Familie entwickelt und kann sich ohne Schuldgefühle verabschieden. In unseren Sitzungen korrigiert er mich eifrig und nachdrücklich. Das parallele Durcharbeiten meiner Bruder- und seiner Vaterübertragung ermöglichte es uns, die Tendenz, in den Schatten zu flüchten, zu überwinden. Die Entwicklung des bi-direktionalen Prozesses lässt mir in dem, was ich auf der asymmetrischen Ebene ausdrücken kann, mehr Freiheit. Daniels Erfahrung, einen männlichen Verbündeten gefunden zu haben, dem er vertraut, und seine neuerworbene Loyalität gegenüber seiner eigenen, authentischen Männlichkeit werden es ihm künftig erleichtern, den Knoten, der ihn in seinen Beziehungen zu Frauen blockiert, zu lösen. Wie uns all dies verändern und wohin es Daniel führen wird, bleibt abzuwarten.

Wenn die Entwicklung des Humors, wie Kohut annahm, aus der Akzeptanz unserer Grenzen und unserer Vergänglichkeit resultiert, dann könnte man unser Scheitern – das ich in diesem Kontext mit unserer Subjektivität in eins setze – in einem anderen Licht betrachten und es als unsere Verbindung zu »unseren Mitbrüdern und Mitschwestern in der Dunkelheit« (Stolorow 2007) begreifen. Charakteristisch für die Struktur der Lebensthemen, die Daniel und ich gemeinsam hatten, waren folgende Gegensatzpaare: groß-klein, oben-unten, einbezogen-ausgeschlossen, weißes Schaf-schwarzes Schaf, anwesend-verborgen, expansiv-zurückgenommen, vertrauensvoll-ängstlich. Aus diesen An-

[10] »Wenn wir mit Patienten neue Erfahrungswelten betreten und sie mit ihnen teilen möchten, kann uns der Humor helfen, die Türen zu öffnen. Wir sollten diese Quelle der Stärke und Kohäsion, die in den verschiedensten Situationen vitalisierend wirken kann, nicht vernachlässigen« (Bodansky 2004, S. 308).

tagonismen kann ich unser zentrales Thema extrapolieren: Ein Gefühl der persönlichen Vernichtung und die Haupt- und Nebenwege, die wir einschlugen, um das Gefühl einer individuellen, wirkmächtigen Selbstheit zurückzuerlangen, und zwar nicht nur, ohne die Bindung zu verlieren, sondern vermittelt durch die Bindung. In jedem psychotherapeutischen Prozess kommen die Themen, die uns im Leben umtreiben, im intersubjektiven Feld zusammen, um dann auf der mikroskopischen Ebene der bi-direktionalen Begegnung bearbeitet zu werden. Dies geschieht ungeachtet der unterschiedlichen Strukturebenen und all der anderen, etwa durch die Rollenverteilung zwischen Therapeut und Patient bedingten Unterschiede. Das asymmetrische Setting definiert diese Rollen sowie den Zweck und die Grenzen unserer Begegnungen, beispielsweise Dauer und Anzahl der Sitzungen. Und obwohl das Ziel der Psychotherapie darin besteht, eine heilende Begegnung mit dem »leidenden Fremden« (Orange 2011) herbeizuführen, geht es auf der mikroskopischen Ebene der wechselseitigen Beeinflussung darum, wie beide Beteiligte es schaffen, füreinander nicht länger Fremde zu bleiben. Das bedeutet, dass die Gesamtheit jeder Selbstheit – unsere scheinbaren Ähnlichkeiten inbegriffen – in der Begegnung mit dem Anderen fortwährend verändert wird.

Mein Gebrauch einer anschaulichen Bildersprache, die Geschichten über das Leben, die ich erzählte und in denen ich etwas von mir selbst zu erkennen gab, und unsere gemeinsame Entwicklung des Humors vermittelten uns eine Zwillingserfahrung, in der wir einander auf der grundlegenden Ebene unserer Menschlichkeit begegneten. In Lachmanns (2003) Worten: »Durch Humor und Spontaneität können wir einen unvergleichlichen Grad an Intimität herstellen, der auf anderen Wegen schwerlich zu erreichen ist« (zitiert nach Bodansky 2004, S. 308).

5. Kapitel

Supervision in intersubjektiver Perspektive

Ich möchte meine Erörterung der Supervision mit zwei Bemerkungen meiner Supervisanden und zwei entsprechenden eigenen Erinnerungen aus meiner Zeit als Ausbildungskandidat im New York der frühen achtziger Jahre einleiten. Nach unserer Supervisionssitzung sagte ein Kandidat zu mir: »Ich bin froh, dass ich mittlerweile keine Angst mehr davor habe, Ihnen meine therapeutische Arbeit vorzustellen.« Ich antwortete: »Das ist es, was ich als Ihr Supervisor hören möchte.« Der andere Supervisand, ein Kollege, sagte: »Am allerwichtigsten ist für mich, dass die Supervision nicht mit einer Richtig-oder-falsch-Haltung erfolgt, sondern dass es eine Fehlertoleranz gibt und man auch anerkennt, dass unterschiedliche Sichtweisen zu unterschiedlichen Lösungen führen.« Ich stimmte ihm vorbehaltlos zu und erinnerte mich an meine eigene Supervision bei Crayton Rowe, einem Selbstpsychologen. Damals stand ich am Beginn meiner psychoanalytischen Ausbildung und stützte meine Präsentation auf ein traditionelles »Trieb-Abwehr-Modell«, wie Rowe es nannte. Als Neuling, der ich war, machte es mich durchaus nervös, meine Behandlungen mit einem angesehenen Supervisor fortgeschrittenen Alters besprechen zu müssen. Welch große Angst ich anfangs tatsächlich gehabt hatte, wurde mir erst nach und nach klar, und zwar dank des Satzes, mit dem Rowe seine eigenen Beiträge einzuleiten pflegte: »Ich möchte keine Haarspalterei betreiben, aber könnten wir das, was Ihr Patient gesagt hat, nicht auch anders verstehen?« Dann legte er mir seine Sichtweise dar und wir diskutierten darüber. Seine taktvollen, zurückhaltenden und freundlichen Kommentare wirkten auf mich entspannend und machten mir gleichzeitig bewusst, wie verletzlich ich gewesen war und wie sehr er sich bemüht hatte, mir ein Gefühl der Sicherheit zu vermitteln.

Meine zweite Erinnerung hängt mit der Vorbereitung meines Abschlusskolloquiums und meiner letzten Fallvorstellung als Kandidat zusammen. Ich hatte meiner Kontrollanalytikerin, Joan Klein, erzählt, dass meine Behandlungsnotizen mittlerweile auf den Umfang eines Telefonbuchs angewachsen seien und dass mich die Aussicht, sie in einen mündlichen Bericht von maximal dreißig Minuten zu fassen, schier überwältigte. Sie half mir nicht nur, die Riesenmenge an Rohmaterial, das sich in einer vierjährigen Behandlung angesammelt hatte, zu ordnen und in einem kohärenten Fallbericht darzustellen, sondern trug auch zur Regulierung meines Angstaffekts bei. An diesen Erfahrungen aus meiner eigenen Ausbildung orientierte ich mich später, als ich selbst Supervisor wurde.

Wenn man sich die Diskussionen ansieht, die in der Psychoanalyse über die Durchführung von Supervisionen geführt wurden, zeigt sich, dass die Rolle, die die Persönlichkeit des Analytikers in der Behandlung spielt, und die Frage, wie ihre Berücksichtigung in der Supervision mit deren Lehrfunktion zu vereinbaren ist, im Zentrum der Debatten standen. Es war die ungarische Schule Sándor Ferenczis, die sich, angeführt von Michael und Alice Balint, dieser schwierigen Frage erstmals annahm und zu einer Antwort fand, indem sie die Anerkennung des Einflusses, den die Persönlichkeit des Therapeuten auf die Therapie ausübt, in den Supervisionsprozess integrierte.[11] Psychoanalytiker erkannten zwar schon zu diesem frühen Zeitpunkt an, dass die Persönlichkeit des Analytikers als Instrument der Ana-

[11] Ich bin Howard Bacal (2011) für seine detaillierte historische Darstellung der frühen psychoanalytischen Debatten über die Supervision zu Dank verpflichtet und teile seine systemische Perspektive dieser »Spezifitätstheorie« des Supervisionsprozesses.

lyse verstanden werden muss; die Frage, was dies für die Supervision bedeutete, blieb indes offen. Das Thema ist bis heute umstritten. Die Vertreter der ungarischen Schule plädierten dafür, dass der erste Kontrollfall eines Ausbildungskandidaten von dessen Lehranalytiker supervidiert werden solle, weil nur er den Einfluss, den die Persönlichkeit des Kandidaten auf die Behandlung ausübe, beurteilen könne. Daran knüpfte eine Supervisionsdebatte an, die laut Rosbrow (1997) zu einer »Spaltung zwischen Lehre und Behandlung« führte – eine Spaltung, die Rosbrow als »falsche Dichotomie« bezeichnet und auf die »zweifelhafte Voraussetzung [zurückführt], dass in der Analyse einzig die Deutungsarbeit legitim und in der Supervision einzig die Lehre angemessen sei« (zitiert nach Bacal 2011, S. 128). 1947 wurden die »Londoner Richtlinien« verabschiedet. Damit legte die British Psychoanalytic Society fest, dass der Lehranalytiker eines Kandidaten nicht auch die Kontrolle seiner Fälle übernehmen dürfe. Die Internationale Psychoanalytische Vereinigung schrieb schon seit 1925 das »dreiteilige« Modell – das sogenannte Eitingon-Modell – »mit strikter Trennung zwischen den drei Ausbildungsbestandteilen, also der Analyse des Kandidaten, der Behandlung von Fällen unter Supervision sowie den Vorlesungen und Seminaren«, (Bacal 2011, S. 129) verbindlich vor. Diese Regelung konnte zwar auf der organisatorischen Ebene als Lösung gelten; den komplexen Anforderungen und vermeintlichen Paradoxa der Supervisionssituation wird sie aber nicht gerecht. Sie gibt keine Antwort auf die Frage, ob die Untersuchung der Subjektivität des Supervisanden als Teil der Lehrfunktion des Supervisors zu betrachten ist oder nicht.

Ein in höherem Maß prozessorientierter, auf eine objektivierte Epistemologie und eine standardisierte Anwendung der analytischen Technik gestützter Versuch, die inhärente Spannung zwischen dem idiosynkratischen Einfluss der Analytikerpersönlichkeit und der Vermittlung einer analytischen Theorie und Technik aufzulösen, bestand darin, die Subjektivität des Therapeuten als »Gegenübertragung« zu definieren und zu beschreiben. Ursprünglich wurde die Gegenübertragung als eine durch den Patienten ausgelöste, das Verständnis der Übertragung kontaminierende Reaktion des Analytikers verstanden – mithin als Erschwernis der Behandlung. Die später vorgenommene Erweiterung des Konzepts verstand die Gegenübertragung als ein hilfreiches Instrument, das Einblick in das Unbewusste des Patienten gewährt (Heimann 1950). Damit war der erste Schritt zur Anerkennung einer wechselseitigen Beeinflussung von Patient und Therapeut getan. Zwar wird die Bedeutung, die der Subjektivität des Therapeuten zukommt, von beiden Gegenübertragungstheorien in begrenztem Umfang anerkannt; gleichzeitig aber wird die Gegenübertragung als ein Problem, das der weiteren Analyse des Therapeuten bedarf oder dessen Verursachung allein auf den Patienten zurückgeführt wird, aus dem Supervisionsprozess ausgeschlossen.

Wir können die Dichotomien Lehre-Behandlung, Unterweisung-Deutung, Objektivität-Subjektivität, Kontaminationsfaktor-hilfreiches Instrument auflösen, indem wir die Grundsätze der Intersubjektivitätstheorie auf die Supervisionssituation anwenden. Wenn wir die Supervision als ein intersubjektives Feld verstehen, das durch die Subjektivitäten der drei Beteiligten konstituiert wird, und wenn wir Bedeutung als kontextabhängig begreifen, dann fallen die Dichotomien in sich zusammen. Die Ko-Konstituierung des intersubjektiven Feldes und die kontextabhängige Interpretation von Bedeutung gelten für den Kontext der Supervision wie auch für den Behandlungskontext. Der Unterschied zwischen Behandlung und Supervision wird deutlich, wenn wir die beiden miteinander zusammenhängenden Diskursebenen, die asymmetrische und die bi-direktionale, genauer betrachten.

Auf der asymmetrischen Ebene zielt die Supervisionsarbeit darauf, dem Supervisanden zu helfen, die Subjektivität des Patienten zu verstehen, sie zu erhellen und ihre Entfaltung und Transformation zu unterstützen. Die asymmetrische Ebene zwischen Supervisor und Supervisand ist durch die Rollen der beiden Beteiligten vorgegeben und hängt mit den Zielen der Supervision zusammen. Ein Kliniker, der sich in Supervision begibt, sucht jemanden, der ihm an Sachkenntnis und Erfahrung voraus ist – dies gilt insbesondere für Ausbildungskandidaten. Infolgedessen ist die Macht in diesem spezifischen Setting unterschiedlich verteilt. Zusätzlich konsolidiert wird dieses Machtverhältnis, wenn der Supervisor die Aufgabe hat, den Supervisanden im Rahmen der Ausbildung auch zu beurteilen. Setting und Ziel der Supervision tragen ebenfalls zur Asymmetrie bei, denn der Fokus liegt auf den Aus- oder Weiterbildungserfordernissen des Supervisanden und den therapeutischen Bedürfnissen des Patienten. Die Rollenaufteilung zwischen Supervisor und Supervisand ist somit vorgegeben. Nicht vorgegeben ist jedoch, ob der Supervisand sie als hilfreich oder aber als beängstigend erlebt. Damit knüpfe ich erneut an meine einleitenden Bemerkungen an.

Ich möchte die von den beiden Supervisanden geäußerten Ängste mit meiner Erörterung von Erfolg und Scheitern (siehe 1. Kapitel) in Verbindung bringen und sie mit Blick auf die pathologische Anpassung an ein imaginiertes psychoanalytisches oder psychotherapeutisches Ideal untersuchen: Wir müssen wissen, wir müssen vorhersagen, wir müssen heilen« (Jaenicke 2014, S. 21). In seiner fatalsten Form setzt sich das Denken des isolierten Geistes eine unangreifbare Autonomie und Bemeisterung zum Ziel, weil es von einer feindseligen Umwelt ausgeht und infolgedessen defensiv, wenngleich verständlicherweise, zur Proklamierung universaler, objektivierbarer »Wahrheiten« neigt. Wenn die Subjektivität eines Supervisors in eine solche epistemologische Haltung eingebettet ist, wird er dem Supervisanden automatisch vermitteln, dass es eine »richtige« und eine »falsche« Art, die Psychotherapie zu praktizieren, gibt und dass er über Erfolg und Scheitern des Supervisanden urteilen wird. Wenn wir unsere Untersuchung des Supervisionsprozesses jedoch vertiefen, zeigt sich, dass die Quelle dieser Ängste im Licht des phänomenologischen Kontextualismus der Intersubjektivitätstheorie verstehbar wird, und wir stellen voller Verwunderung fest, dass die Angst in der Supervisionspraxis wie auch in der Psychotherapie als Faktor zwar bestehen bleibt, ihre Erklärung aber eine ganz andere ist. Wenn wir als Supervisoren ein Bild von der menschlichen Natur unterstützen, das sich in universal anwendbare Kategorien der Entwicklung und der Pathologie fassen lässt, so folgt daraus, dass man diesen klar definierten diagnostischen Kriterien eine richtige bzw. eine falsche Technik zuordnen kann. Für den Supervisanden bedeutet dies, dass er den Patienten »heilen« kann, sofern er über das entsprechende Wissen gebietet, und dass er scheitern wird, wenn er die einschlägigen Kenntnisse nicht besitzt. Beide Supervisanden, die ich eingangs zitiert habe, fürchteten sich davor, in den Augen eines Supervisors zu scheitern, der über einen gottgleichen Blick auf die Wahrheit verfügt.

Wenn die Haltung des Supervisors stattdessen auf der Annahme beruht, dass Bedeutung für die menschliche Subjektivität grundsätzlich kontextabhängig ist, kann alles, was im Feld auftaucht, nur verstanden werden, indem man die verschiedenartigen wechselseitigen Einflüsse zwischen den drei Protagonisten, die das Feld ko-konstituieren, untersucht. Deshalb werden die Ängste des Supervisanden in einer intersubjektiv orientierten Supervision nicht um die Frage kreisen, ob er nach Maßgabe »festgelegter Bezugsrahmen, etwa spezifischer Entwicklungsstadien oder Abwehrmanöver« (Buirski und Haglund 2001, S. 176[12]), etwas falsch oder richtig gemacht hat. Seine Ungewissheit betrifft vielmehr die Frage, ob es ihm tatsächlich gelungen ist, in einen Dialog einzutreten und die individuelle subjektive Erfahrung des Patienten, zu der er selbst einen konstitutiven Beitrag leistet, zu ergründen. Supervisanden fühlen sich mitunter regelrecht überwältigt, sobald sie die weitreichenden Implikationen ihrer Beteiligung an allem, was der Patient tut, und die Kontextabhängigkeit jeder subjektiven

---

[12] Ich verdanke Buirskis und Haglunds (2001) hervorragendem Kapitel über ein intersubjektivistisches Verständnis der Supervision wichtige Anregungen für meine eigenen Überlegungen.

Bedeutung zu erfassen beginnen und ihnen klar wird, dass sowohl die Ausbildung als auch die Behandlung erst in dieser kontextualistischen Perspektive wirklich verstehbar werden. Sie können sich nicht länger auf eine objektivistische Theorie der menschlichen Entwicklung und Pathologie stützen und bekommen Angst – allerdings weniger vor eigenen Fehlern als vor den Konsequenzen der Unvollkommenheit ihrer Subjektivität. Wenn es dem Supervisor jedoch gelingt, klinisch sensibel zu vermitteln, dass jede Interaktion unterschiedlich organisierter subjektiver Welten in der Psychotherapie zeigen wird, wie eng Schwäche und Stärke miteinander zusammenhängen, und dass sowohl die emotionale Welt des Patienten als auch die des Analytikers in der Ausbildung wie auch in der Behandlung eine gleichermaßen konstitutive Rolle spielen wie die Erfolge und Fehlschläge des therapeutischen Prozesses, dann kann die Interaktion der Supervisionsdyade zum Vorbild für den therapeutischen Dialog zwischen dem Supervisanden und seinem Patienten werden. Der Supervisor sollte – wie im 1. Kapitel erläutert – dem Supervisanden vermitteln, dass es nicht darum geht, seine Subjektivität auszuklammern, sondern dass sich die idiosynkratischen Stärken und die Unzulänglichkeiten beider Beteiligter auf der bi-direktionalen Ebene miteinander verflechten und später durchgearbeitet werden können.

Die oben erläuterten, vermeintlichen Dichotomien und Paradoxa der Supervision (Lehre-Behandlung, theoretische Unterweisung-Deutung, Objektivität-Subjektivität, Kontaminationsfaktor-hilfreiches Instrument) lösen sich auf, wenn wir sie als Aspekte der Beziehung zwischen der asymmetrischen und der bi-direktionen Diskursebene begreifen. So gesehen, ist die asymmetrische Rolle des Supervisors in sein Gewahrsein der wechselseitigen Beeinflussung dreier Beteiligter eingebettet und geht gleichzeitig aus diesem Gewahrsein hervor. Die Perspektive, die wir als Supervisoren anbieten, ist eine Widerspiegelung unseres begrenzten *subjektiven Verständnisses* der Art und Weise, wie wir einen Patienten, den wir nicht selbst behandeln, wahrnehmen und erleben. Sie ist ein Versuch, den Einfluss zu verstehen, den der Supervisand auf den Patienten und auf uns ausübt; zugleich trägt sie auch unserer Beeinflussung des Supervisanden Rechnung. Das bedeutet, dass jede angebotene Überlegung und jede Frage tentativ formuliert werden, da wir uns der Komplexität unserer Doppelrolle als Akteur wie auch als Produkt eines intersubjektiven Feldes bewusst sind.

Folgt aus dieser Anerkennung der Komplexität des Feldes, dass wir unsere Sachkenntnis verschleiern sollten? Dass wir nicht versuchen, unsere Supervisanden anzuleiten und zwischen mehr oder weniger hilfreichen Interventionen zu unterscheiden? Die Antwort ist ein klares Nein. Die Anerkennung dieser Komplexität gibt uns jedoch vor, wie wir unsere Aufgabe verstehen und welche Methoden wir benutzen, um sie zu erfüllen. Auf der bi-direktionalen Diskursebene besteht das Ziel der Supervision meiner Ansicht nach darin, dem Supervisanden zu helfen, die Psychotherapie in einer Weise auszuüben, die seiner Persönlichkeit entspricht und es ihm ermöglicht, sie kreativ, in der Unverwechselbarkeit des Austauschs mit dem individuellen Patienten und gemäß den Erfordernissen des spezifischen Feldes, zu entfalten. Dies konfrontiert ihn mit der Schwierigkeit, in einen Dialog mit dem Supervisanden einzutreten, in dem auch die Ähnlichkeiten und die Unterschiede ihrer jeweiligen Sichtweisen durchgearbeitet werden können. Diese Begegnung unterschiedlich organisierter subjektiver Welten ist die Quintessenz der Arbeit auf der bi-direktionalen Ebene, auf der alles, was mit dem Supervisor, und alles, was mit dem Supervisanden zusammenhängt, einer wechselseitigen Beeinflussung unterliegt und die Aufgabe, die sie sich gestellt haben, beeinflusst. Als Supervisor richte ich meine Aufmerksamkeit auf den Supervisanden und den Patienten; dass ich an der unvorhersehbaren Entwicklung des Supervisanden als Therapeut teilhaben darf, macht einen großen Teil meiner persönlichen Motivation und der Befriedigung aus, die ich aus der Arbeit beziehe. Ich betone die Unvorhersehbarkeit des Supervisionsprozesses, weil mir zwei miteinander zusammenhängende Punkte besonders wichtig sind: Erstens können wir nicht vorab wissen, wie unsere subjektive Welt mit der des Supervisanden interagieren und wie sie ihn beeinflussen wird; zweitens aber gibt uns ebendiese Ungewissheit Gelegenheit, unsere Fähigkeiten als Supervisoren zu verbessern.

John Hattie (2011) fand in seiner Langzeitstudie über die Lernförderung in Schulen heraus, dass nicht etwa spezifische Lehrmethoden die besten Lernergebnisse garantieren, sondern die Glaubwürdigkeit des Lehrers, seine Fähigkeit, Aufgaben mit den Augen des Schülers zu betrachten, jedem einzelnen Schüler ein individuelles Feedback zu geben, sich selbst zu hinterfragen und den Unterricht dialogisch zu gestalten. Unter einem intersubjektiven Blickwinkel betrachtet, unterrichtet der Lehrer den Schüler; der Schüler aber macht den Lehrer erst zum Lehrer.

Im Anschluss an diesen Versuch, die theoretischen Grundlagen der Supervision unter einem intersubjektiven Blickwinkel zu erhellen, wende ich mich nun, gestützt auf meine persönlichen Erfahrungen, einer eher pragmatischen Erörterung der Aufgaben zu, die Supervision meiner Ansicht nach erfüllen sollte.

1. Die oberste Aufgabe besteht darin, für eine Atmosphäre Sorge zu tragen, in der sich der Supervisand sicher fühlen kann. Wenn wir begreifen, dass wir in Ausübung unseres Berufs unsere eigenen Instrumente sind, müssen wir uns in der Diskussion über unsere Arbeit unserer Verletzlichkeiten bewusst bleiben. In der Supervision von Kandidaten bedeutet dies, den intimen, persönlichen und explosiven Charakter der psychotherapeutischen Praxis ebenso zu berücksichtigen wie die bisweilen verwirrende Heterogenität der Theorien und die unterschiedlichen Stile der Supervisoren, mit denen Ausbildungskandidaten konfrontiert werden. Anders formuliert: Der Supervisor darf niemals vergessen, dass die Erfahrung, in Ausbildung zu sein, überwältigend sein kann und es unter Umständen sehr lange dauert, bis sich der Kandidat zurechtfindet.

2. Dass der Supervisor die unverwechselbare, individuelle Persönlichkeit des Supervisanden und die Art und Weise, wie sie sich in der therapeutischen Arbeit äußert, kennenlernt, ist ein weiteres »Muss«. Die beste Gelegenheit, sich miteinander vertraut zu machen, ist eine dialogische Diskussion, in deren Verlauf der Supervisor sich immer wieder danach erkundigt, weshalb der Supervisand dies oder jenes gesagt oder getan hat oder was er möglicherweise sagen wollte, ohne es jedoch auszusprechen. Der Supervisor fasst seine eigene Sichtweise als Angebot in Worte, aus dem sich der Supervisand aussuchen kann, was ihm persönlich »richtig« zu sein scheint. Der Supervisor sollte unbedingt vermitteln, dass es »die einzig richtige« Art und Weise, Therapeut oder Analytiker zu sein, nicht gibt; vielmehr kommt es darauf an, ständig sorgfältig zu beobachten, wie die Patienten unsere Persönlichkeit und die gesamte therapeutische Beziehung in ihre Erfahrungswelten assimilieren.

3. Die Anerkennung der Fehlbarkeit unseres subjektiven Verständnisses zu vermitteln ist die dritte Aufgabe des Supervisors. Das heißt, wir vermitteln durch unsere Haltung, dass wir zwar vieles verstehen mögen, aber mindestens genauso viel nicht verstehen, und dass wir, auch wenn wir unser Bestes geben, niemals perfekt sein können. Die gewaltige Komplexität der Psychotherapie und das Gewicht der Verantwortung, die wir als Behandler tragen, verlieren an Einschüchterungskraft, wenn wir die Ungewissheit als Vorteil statt als Feind ansehen – getreu dem intersubjektiven Motto: »Es kommt ganz darauf an …«

4. Wenngleich das Schnittfeld von Therapeut und Patient im Fokus der Psychoanalyse steht und die Ko-Konstitution des Feldes in der Supervision auch den Supervisor miteinschließt, haben wir nicht die Aufgabe, den Supervisanden zu analysieren. Falls sich jedoch Blockaden im psychotherapeutischen Prozess einstellen, weil die Erfahrungswelten des Supervisanden und seiner Patienten allzu große Ähnlichkeiten oder Unterschiede aufweisen, kann der Supervisor taktvoll

und zurückhaltend die Frage anschneiden, ob und wie die Behandlung möglicherweise durch die Subjektivität des Supervisanden beeinflusst wird. Das Gespräch darüber findet innerhalb des umgrenzten klinischen Kontextes statt und soll der Behandlung des Patienten zugute kommen. Folglich muss der Supervisor zunächst einmal den Affekt des Supervisanden beurteilen und containen. Häufig hängt er mit der Angst zusammen, die im Supervisanden auftaucht, wenn seine Erfahrungswelt durch den Patienten infrage gestellt wird. Manchmal reicht es, wenn der Supervisor die Zweifel und Ängste des Supervisanden in einem eher allgemeinen Sinn anspricht und diesem empfiehlt, das Thema allein oder in der Lehranalyse durchzuarbeiten. Manchmal ist eine Erörterung der persönlichen Schwierigkeit vonnöten, die es dem Supervisanden verwehrt, sich zu dezentrieren und den empathischen Zugang zu seinem Patienten wiederherzustellen. Ein solches Gespräch darf jedoch die Grenzen, innerhalb deren sich beide Beteiligte wohl fühlen, nicht überschreiten. Hier besteht die Hauptaufgabe des Supervisors darin, das *Bewusstsein* des Supervisanden für den Einfluss, den seine Subjektivität ausübt, zu schärfen, ohne indes die Dichotomie Lehre-Behandlung wiederaufzugreifen.

Wie schon erwähnt, schließt dieses Bewusstsein der Bi-Direktionalität menschlicher Austauschprozesse auch die wechselseitige Beeinflussung von Supervisor und Supervisand mit ein. Selbstreflexion in der Supervision steht im Dienst der Bearbeitung von Schwierigkeiten, die aus der therapeutischen Aufgabe des Supervisanden resultieren; sie hat nicht die Funktion, die eigene Psychotherapie zu ersetzen. Insbesondere im Falle von Enactments ist eine intersubjektive Herangehensweise von unschätzbarem Wert, denn Enactments sind genauso wie jedes andere Geschehen im Feld ein Produkt ebendieses Feldes. Wenn dissoziierte Zustände des Patienten auf dissoziierte Zustände des Supervisanden treffen, können Enactments die Folge sein. Die Aufgabe des Supervisanden besteht dann unter Umständen darin, sich bewusst zu machen, wie seine präreflexive Haltung, sein dynamisch verdrängtes Unbewusstes oder eigene dissoziierte Zustände den Konkretisierungen des Patienten entgegenkommen. Mitunter reicht seine Selbstreflexion aus, um eine Blockade zu lösen, die, bliebe sie unbearbeitet, zur Unterbrechung oder gar zum Abbruch der Therapie führen könnte.

5. Kurz, die klinische Haltung, um die ich mich gegenüber meinen Supervisanden bemühe, ist geprägt durch die von Orange (2011) beschriebene »Hermeneutik des Vertrauens«. Die Hermeneutik des Vertrauens ist insofern eine Variation meines Credos: »Glaube deinem Patienten«, als der Supervisor die Aufgabe hat, dem Supervisanden zu helfen, das nötige Vertrauen zu entwickeln, um berichten zu können, welchen Eindruck er von seinen Patienten hat, welche Gefühle sie in ihm wecken und wie er sie versteht. »Vertraue dir selbst« lautet die Botschaft, die ich meinen Supervisanden immer wieder mit auf den Weg gebe. Das bedeutet auch, mit Patienten etwas Neues auszuprobieren. Fehler gehören zu unserer Arbeit; der Schaden, den sie anrichten, lässt sich aber begrenzen, wenn wir die Wirkung unserer Interventionen auf den Patienten aufmerksam beobachten.

Auch wenn es paradox erscheinen mag: Ich verweise durchaus auf die fundamentale Bedeutung eines Eckpfeilers der Psychoanalyse, indem ich gelegentlich die scherzhafte Bemerkung anbringe: »Man nennt es nicht umsonst das Unbewusste!« Es ist tatsächlich nicht einfach, jemandem eine Ahnung von der ungeheuren Macht des Unbewussten zu vermitteln. Manchmal lässt es sich bereitwillig erfassen, zum Beispiel wenn uns bestimmte Träume als verdichtete Versionen unserer Lebensgeschichten gewissermaßen die Augen öffnen. In anderen Situationen kann uns die Diskrepanz zwischen unserer bewussten Selbstwahrnehmung und den unbewussten Anteilen, die an die Oberfläche treten, geradezu schockieren; sie trifft uns wie ein Schlag auf den Solarplexus oder lässt uns zumindest den Atem stocken. An der Schwierigkeit, dem Unbewussten auf die Spur zu kommen, hat sich seit Freuds bahnbrechender Entdeckung nichts geändert. Vielleicht verstehen wir die Angst vor dem Unbewussten heutzutage weniger als Angst vor dem Kontrollverlust denn als ein Gespür für die Verletzlichkeit und Verwundbarkeit, die unserer unerträglichen Einbettung ins Sein inhärent ist. Die klinische Sensibilität des Fallibilismus und des dialogischen Fragens, die prozessorientierte Verständnisweise, die Notwendigkeit, Gestalten offen zu lassen, der Einfluss der Begrenztheit unserer Subjektivität sowie die Unwägbarkeiten des intersubjektiven Feldes und des impliziten relationalen Wissens hängen allesamt auch mit der Macht des Unbewussten zusammen. Das Unfassbare ist Teil unserer Profession. Die Hermeneutik des Vertrauens kann ihm als haltende Umwelt dienen.

6. Empathie oder die Fähigkeit, unseren Patienten zuzuhören, ist die wichtigste Methode, die ich meine Supervisanden zu lehren versuche. Die Arbeit mit wortgetreuen Protokollen ist dabei von unschätzbarer Bedeutung. Protokolle zeigen uns erfahrungsnah, wie und ob der Supervisand dem Material des Patienten folgt. Fördern oder behindern die Interventionen die Entfaltung seiner subjektiven Welt? Wir erkennen anhand der Reaktionen des Patienten, ob die Interventionen ihn von der Spur gebracht und ob sie Anpassung oder Widerstand hervorgerufen haben. Ebenfalls wird deutlich, ob es dem Patienten gelingt, trotz fehlendem Verständnis bei seiner Sichtweise zu bleiben. Fühlt der Patient sich andererseits verstanden, wird das zu einer Vertiefung der inneren Erfahrung des Patienten beitragen. Ob die *Reaktion* des Patienten auf die Intervention des Supervisanden/Therapeuten *dessen* Erleben der therapeutischen Bezogenheit vertieft, ist ein weiterer Indikator unserer Fähigkeit zuzuhören. Ich ziehe die Verwendung wörtlicher Protokolle zwar jeder anderen Form des Berichts vor, bestehe aber nicht darauf. Supervisionsstunden können auch dazu dienen, anderen Fragen des Supervisanden, auch solchen zur Theorie, nachzugehen. Ich versuche zu vermitteln, dass die Lektüre wichtig ist, spreche Empfehlungen aus und ermutige meine Supervisanden gleichzeitig, ihren eigenen Interessen zu folgen, sich zu erlauben, Bücher nur aus-

zugsweise zu lesen oder Veröffentlichungen, die ihnen im Moment nicht zusagen, beiseite zu legen.

7. Ein häufiger Fehler, für den alle Therapeuten anfällig sind, besteht darin, den Wald vor lauter Bäumen nicht zu sehen, sprich: sich einzig auf Inhalte zu konzentrieren und deren emotionale Einbettung zu ignorieren. Deshalb empfehle ich grundsätzlich, dem vorherrschenden Affekt und den unbewussten Organisationsprinzipien nachzuspüren, die allem, was der Patient verbal und nonverbal ausdrückt, zugrunde liegen. Emotionen oder Affekte teilen uns mit, wer wir sind. »Affekte, also unser subjektives emotionales Erleben, werden von Geburt an innerhalb unserer relationalen Systeme ko-konstituiert. Unsere emotionale Erfahrung ist von den intersubjektiven Kontexten der Abstimmung und Fehlabstimmung, in der sie sich entwickelt, nicht zu trennen. Wenn man den Affekt als zentral für die Motivation betrachtet, führt dies automatisch zu einer radikalen Kontextualisierung praktisch sämtlicher Aspekte des psychischen Lebens« (Stolorow 2013, S. 383). Die Verwendung wörtlicher Stundenprotokolle erleichtert die Konzentration auf erfahrungsnahe Daten und trägt dazu bei, dass wir uns nicht in hypothetischen Mutmaßungen über den Patienten verlieren.

Unbewusste Organisationsprinzipien sind jene emotionalen Schlussfolgerungen, die der Patient unbewusst im Rahmen seiner repetitiven Interaktionen mit der emotionalen Umwelt über sich selbst, den Anderen und die Welt gezogen hat. Diese unbewussten Prinzipien sind die Bausteine seiner Persönlichkeit. Zu welchen Überzeugungen sind unsere Patienten auf der Grundlage ihrer Erfahrungen mit Mutter, Vater, Geschwistern und anderen wichtigen Bezugspersonen sowie mit der kulturellen Umwelt, in die sie hineingeboren wurden, bezüglich ihrer selbst und der Natur des Lebens gelangt?

8. Die unbewussten Schlussfolgerungen des Patienten werden in Form von Übertragungen auf den Supervisanden gerichtet. Übertragung wird hier als eine organisierende Aktivität verstanden, durch die unsere Patienten die analytische Beziehung in ihre archaischen sub-

jektiven Welten des Selbst und der anderen assimilieren. Die Übertragung bildet ein Kontinuum, auf dem der Patient sich dem Supervisanden entweder annähert oder auf Abstand zu ihm geht. Begrenzt wird es durch zwei Pole, an dessen einem Ende all jene Aktivitäten verortet sind, die sich um entgleiste Wachstumspotentiale organisieren; diesen Potentialen kann die therapeutische Beziehung als Chance dienen, an ihre gesunde Entwicklung wiederanzuknüpfen. Der andere Pol ist durch jene Affekte charakterisiert, die mit der Erwartung einer Retraumatisierung zusammmenhängen und infolgedessen konflikthaft sind und abgewehrt werden. Die Frage, die sich der Supervisand stellen muss, lautet, auf welchem Abschnitt des Kontinuums der Patient sich gerade bewegt. Eine zweite Frage lautet, wodurch der Supervisand direkt zur Aktivierung dieser oder jener Übertragung beigetragen oder welchen indirekten Beitrag er geleistet hat, der dann vom Patienten einschlägig organisiert wurde. Den beiden Dimensionen der Übertragung entsprechen die Leading-edge- und die Trailing-edge-Deutungen[13]: Jene, die sich auf die expansiven Elemente im Material des Patienten beziehen, und jene, die die konflikthaften, widerständigen, retraumatisierten Elemente betreffen.

9. Träume sind die mikroskopischen Symbolisierungen der Subjektivität des Patienten. Der Supervisand sollte lernen, zwischen Träumen, die eine kohärenzfördernde Funktion erfüllen und deren latenter Inhalt deshalb nicht im Vordergrund der Deutungsarbeit steht, sowie

---

[13] Frank Lachmann ([2000] 2004) erläutert diese Begriffe, die Heinz Kohut zur Illustration zweier Deutungsarten prägte, wie folgt: »Sie stammen aus dem Flugzeugbau und bezeichnen zwei Teile des Tragflügels: die Leading-edge (oder Flügelvorderkante) sorgt für die Antriebskraft, während an der Trailing-edge (oder Flügelhinterkante) der über die Oberfläche des Tragflüges fließende Luftstrom mit dem über die Unterseite geleiteten Luftstrom zusammentrifft. [...] Die Leading-edge der Deutung fasst [...] die Strebungen des Individuums in Worte, das, was es zu erreichen versucht; die Trailing-edge betrifft die Inhalte und Konflikte, die vermieden, verdrängt oder verleugnet werden« (S. 10f.). [A. d. Ü.]

jenen Traumproduktionen zu unterscheiden, bei denen eine weiterreichende Dekodierung des latenten Inhalts hilfreich zu sein verspricht. Im ersten Fall wird die kohärenzstiftende Funktion gedeutet; im zweiten Fall sollte der Patient wie üblich zu den verschiedenen Elementen des Traumes assoziieren, damit ihre mögliche Bedeutung in Bezug auf das intersubjektive Feld, das heißt auf das Wechselspiel der Übertragungen beider Beteiligter, untersucht werden kann. In beiden Fällen sollte der Supervisand den Patienten zuerst nach Bedeutung und zentralem Affekt fragen.

10. Last, but not least ist das eingehende Gespräch über das Setting zwischen Supervisand und Supervisor bzw. zwischen Supervisand und Patient als wichtiger Aspekt der Supervision festzuhalten. Therapeutische wie auch Supervisionssettings sind genauso unterschiedlich wie Therapeuten und Supervisoren. Ich folge dem Grundsatz, Bedingungen anzubieten, die mir die Arbeit mit Supervisanden und Patienten ermöglichen. Ich halte es für wichtig, dass Supervisanden für sich selbst und ihre Patienten eine gewisse Struktur herstellen, die die Beteiligten schützt, ihnen ein Gefühl der Kontinuität und Sicherheit vermittelt und darüber hinaus auch signalisiert, dass wir die Arbeit und unsere Zeit ernst nehmen. Als Supervisor versuche ich, meinen Supervisanden zu helfen, eine Struktur zu finden, die ihnen zusagt und sie nicht überfordert. In der Psychotherapie wie auch in der Supervision muss diese Struktur der Spezifität des unverwechselbaren intersubjektiven Feldes, in dem sie aufgebaut wird, gerecht werden. Aus diesem Grund ist jeder der zehn Punkte, die ich hier der Reihe nach abgehandelt habe, auf seine Anwendbarkeit innerhalb der jeweiligen Triade oder Dyade zu prüfen.

Epilog

Ich betrachte dieses Buch als den dritten Teil einer psychoanalytischen Trilogie. Sie dokumentiert die Weiterentwicklung meiner Art zu denken und meiner Überlegungen, deren Präzisierung der Prozess des Schreibens, so hoffe ich, zugute gekommen ist. Alternative Bezeichnungen für einen Epilog sind zum Beispiel »Nachwort« oder »Koda«. Bevor ich die Schlussfolgerungen, zu denen ich bisher gelangt bin, noch einmal nachvollziehe, sind einige allgemeine Hinweise angebracht. In allen drei Büchern habe ich meine eigenen Grenzen, Unzulänglichkeiten und Fehler betont, um unmissverständlich darzulegen, dass wir grundsätzlich jeden therapeutischen Prozess mit jeder Faser unserer Persönlichkeit beeinflussen. Jeder Therapeut macht die Erfahrung, dass auch die Schwierigkeiten, mit denen er selbst zu ringen hat, aktiviert oder wiederbelebt werden, sobald er sich auf das emotionale Leiden und die innere Zerstörung seiner Patienten einlässt. Am Prozess des Verstehens, der Erhellung und der Transformation der Erfahrungswelt unserer Patienten teilzuhaben ist eine Erfahrung, die uns nicht unberührt lässt, denn wir alle haben eigenes Leid erlebt.

Ich habe zu zeigen versucht, dass gemeinsames Leiden ein Weg zur Veränderung sein kann. Gleichermaßen wichtig aber war es mir, darzulegen, dass auch unsere persönlichen Stärken das psychotherapeutische Geschehen wesentlich beeinflussen und die Suche nach Bedeutung für den Therapeuten nicht minder lohnend sein kann als für seine Patienten. Die Einzigartigkeit eines jeden intersubjektiven, von Patientin und Therapeut gemeinsam konstruierten Feldes hat jedoch zur Folge, dass wir vorab nicht wissen können, wann und wie unsere Stärken oder unsere Unzulänglichkeiten ihren Einfluss auf den therapeutischen Prozess geltend machen werden. Wir wissen lediglich, dass wir in jeder Sekunde sozusagen »mittendrin« sind, ganz gleich, ob wir uns gerade langweilen, ob uns Kummer oder Freude überkommen oder ob wir spüren, dass uns der Prozess entweder »gepackt« hat oder uns zur Distanzierung nötigt. Ich habe in all meinen Büchern zu *zeigen* versucht, welche Folgen die hochspezifischen Begegnungen zwischen mir und meinen Patienten nach sich zogen. Das, was sich zwischen uns und den Patienten abspielt, ist immer unvorhersehbar; es ist ein Prozess, der sich im Laufe der Zeit entfaltet, den wir als Therapeuten führen und von dem wir gleichzeitig geführt werden. Mir war es wichtig, das Zusammenspiel dieser beiden Diskursebenen zu veranschaulichen, das heißt, der asymmetrischen Ebene, auf der wir die Führung übernehmen, sowie der bi-direktionalen Diskursebene, auf der wir an der Ko-Konstruktion teilhaben, für die wir verantwortlich sind, ohne sie vorab festlegen zu können. Auf die Gefahr hin, mich zu wiederholen, betone ich, dass die Unberechenbarkeit des therapeutischen Prozesses auf den fluiden und dynamischen Charakter des Unbewussten sowie auf die Einzigartigkeit der wechselseitigen Beeinflussung innerhalb eines jeden intersubjektiven Feldes zurückzuführen ist. Unsere Profession hat sich mit der Binsenweisheit, dass Veränderung nur möglich wird, wenn man bereit ist, sich selbst verändern zu lassen, durchaus schwer getan. Jede Transformation bezieht beide Beteiligte mit ein. Es ist nicht allein der Patient, der sich verändern sollte. Veränderungen setzen auch die Bereitschaft des Therapeuten voraus, seine psychische Haut abzuwerfen, sich über seine Zweifel und Widerstände hinwegzusetzen und sich vorbehaltlos an die Seite des Patienten zu stellen. In solchen Augenblicken finden beide Beteiligte zueinander und treiben den Prozess voran. Auch Konfrontationen haben ihre Berechtigung; Gemeinsamkeit zu finden aber ist eine größere Herausforderung.

Die Fähigkeit des Therapeuten, einen lebendigen Dialog über die unterschiedlich organisierten Subjektivitäten in Gang zu halten, ist häufig das Resultat einer Dezentrierung von seiner eigenen Erfahrungswelt und mithin Teil der Transformation, die er selbst durchläuft. Diese Aufgabe ist befriedigend, weil beide Beteiligte in der Verbundenheit ein emotionales Zuhause finden können. Wir heilen unsere Patienten nicht, sondern sind Teil eines Prozesses, der – sofern alles gut geht – für beide Partner hilfreich ist. Die Psychotherapie ist unter anderem deshalb ein so außergewöhnliches und komplexes Unterfangen, weil wir als Therapeuten bestrebt sind, einen lebendigen, unvorhersehbaren Austauschprozess anzuregen – in dem wir freilich dank unserer Ausbildung und Sachkenntnis, unserer therapeutischen Erfahrung und Verantwortung und gemäß unserer expliziten Zielsetzung, dem Patienten zu helfen, die Führung übernehmen. Wir ziehen gleichsam auf einem Weg dahin, den wir uns Schritt für Schritt gemeinsam bahnen.

In meinem ersten Buch, *Das Risiko der Verbundenheit – Intersubjektivitätstheorie in der Praxis* (Jaenicke 2006b), habe ich unter einem intersubjektiven Blickwinkel fünf zentrale psychoanalytische Konzepte beschrieben: Neutralität und ihre Alternative, nämlich die introspektiv-empathische Untersuchung, die Affektivität und den Paradigmenwechsel in der Psychoanalyse sowie Traumatisierung und Übertragung. Ich habe die Unterschiede zwischen den traditionellen psychoanalytischen Konzeptualisierungen und einer intersubjektiven Perspektive durch das Prisma des Risikos der Verbundenheit betrachtet, das allen menschlichen Begegnungen, ganz besonders aber den therapeutischen Begegnungen, innewohnt. Meine Betonung dieses Risikos bildete den ersten Schritt meiner Untersuchung der gemeinsamen Konstruktion des therapeutischen Austauschs und einen ersten Versuch, den Einfluss zu erhellen, den die bi-direktionale Diskursebene auf die Wirkung der Therapie ausübt.

Im zweiten Buch, *Veränderung in der Psychoanalyse* (Jaenicke 2010), habe ich den klinischen Austausch unter dem Blickwinkel der drei Variablen erforscht, die sich mir als die wesentlichen Faktoren therapeutischer Veränderung erwiesen haben: das Primat der Subjektivität, das Primat der wechselseitigen Beeinflussung und das Primat der ko-determinierten Veränderung. Indem ich meine eigene Beteiligung und meinen eigenen Beitrag zum intersubjektiven Feld tiefer auslotete, wollte ich Psychotherapeuten ermutigen, den Cordon sanitaire aufzuheben, der den Blick auf die Einbeziehung der Subjektivität des Therapeuten in den Behandlungsprozess verwehrt; dabei ging es mir auch darum, nach einer Möglichkeit zu suchen, das intersubjektive Feld der Therapie in seiner Gesamtheit darzustellen.

In diesem dritten Buch habe ich die Perspektive, unter der ich die therapeutische Wirkung untersucht habe, differenzierter ausgearbeitet, um das Zusammenspiel der asymmetrischen und der bi-direktionalen Diskursebene im intersubjektiven Feld und ihrer beider Wechselwirkung zu untersuchen und ihren Einfluss auf die therapeutische Veränderung abzuklären. Auf der asymmetrischen Ebene praktizieren wir die Psychotherapie mit Hilfe unserer wohlbekannten Instrumente, das heißt, wir versuchen, die innere Welt unserer Patienten zu erhellen und zu verstehen. Wir beobachten und ergründen ihre Affektzustände und ihre unbewussten Organisationsprinzipien – eine an sich bereits schwierige und herausfordernde Aufgabe, die uns Disziplin und Demut abverlangt. Die Regulation intensiver Gefühle, ganz gleich, ob Verzweiflung oder Freude, aber auch das vermeintliche Fehlen aller Gefühle stehen im Zentrum unserer psychotherapeutischen Arbeit. Unsere Emotionen sagen uns, wer wir sind. Die Fähigkeit, die Affekte und Organisationsprinzipien des Patienten zu benennen oder zu deuten, geht aus der therapeutischen Beziehung hervor. Indem das emotionale Erleben des Patienten im Kontext unseres Verstehens zunehmend präziser benannt wird, kann es in die Persönlichkeit integriert werden und zur Stärkung des Seinsgefühls beitragen. Dies wiederum ist der Dreh- und Angelpunkt therapeutischer Veränderung (Stolorow 2013).

Die asymmetrische Diskursebene ist ein integraler Bestandteil der bi-direktionalen Ebene. Asymmetrische Aktionen resultieren aus der

Erfahrung der bi-direktionalen, wechselseitigen Beeinflussung. Ich versuche, in meiner Arbeit durchgängig zu betonen, dass die therapeutische Wirkung ein Ergebnis der idiosynkratischen Verflechtung der Erfahrungswelten beider Beteiligter ist. Im Rückblick erst habe ich verstanden, dass die Entwicklungslinie der drei Bücher durch meinen Wunsch vorgegeben war, die therapeutische Wirkung möglichst präzise unter dem Blickwinkel des phänomenologischen Kontextualismus zu untersuchen. Hierbei bezieht sich *phänomenologisch* auf die Genauigkeit meiner Beschreibung der emotionalen Erfahrungswelten und *kontextualisierend* auf die möglichst exakte Darstellung der Art und Weise, wie sich emotionales Erleben »in der individuellen Entwicklung und in der psychoanalytischen Situation, in konstitutiven intersubjektiven Kontexten« (Stolorow 2013, S. 383), herausbildet.

Das Ziel der Psychotherapie besteht nach wie vor darin, unseren Patienten dabei zu helfen, Zugang zu ihrem authentischen Erleben zu finden und das Maß ihres Leidens zu verringern. Beides setzt voraus, dass wir in der Verbundenheit während des psychotherapeutischen Prozesses ein gemeinsames emotionales Zuhause finden.

Literatur

Adam-Lauterbach, D. (2013): *Geschwisterbeziehung und seelische Erkrankung.* Stuttgart (Klett-Cotta).

Atwood, G. E. (2012): *The Abyss of Madness.* New York, NY (Routledge).

Atwood, G. E. (2013): http://www.psychologytoday.com/blog/strange-memories/201302/letter-young-student-part-4

Atwood, G. E./Stolorow, R. D. (1979): *Faces in a Cloud: Subjectivity in Personality Theory.* New York, NY (Jason Aronson).

Atwood, G. E./Stolorow, R. D. (1984): *Structures of Subjectivity. Explorations in Psychoanalytic Phenomenology.* Hillsdale, NJ (The Analytic Press).

Atwood, G. E./Stolorow, R. D. (2013): Legacies of the golden age: a memoir of collaboration. *The Humanistic Psychologist* 41: 285-300.

Bacal, H./Carlton, L. (2011): *The Power of Specificity in Psychotherapy. When Therapy Works – And When It Doesn't.* New York, NY (Aronson).

Balint, M. (1979): *The Basic Fault.* New York, NY (Brunner/Mazel). (1970) *Regression. Therapeutische Aspekte der und die Theorie der Grundstörung.* Übers. von K. Hügel. Stuttgart (Klett-Cotta).

Beebe, B./Lachmann, F. M. (2001): *Infant Research and Adult Treatment: A Dyadic Systems Approach.* Hillsdale, NJ (Analytic Press). (2002) *Säuglingsforschung und die Psychotherapie Erwachsener. Wie interaktive Prozesse entstehen und zu Veränderungen führen.* Übers. von H. Haase. Stuttgart (Klett-Cotta).

Bodansky, R. (2004): The benefit of humor in psychoanalysis. *Self Psychology. European Journal for Psychoanalytic Therapy and Research* 17/18: 298-309.

Boston Change Process Study Group (2010): *Change in Psychotherapy. A Unifying Paradigm.* New York, NY (W. W. Norton & Co.). (2012) *Veränderungsprozesse. Ein integratives Paradigma.* Übers. von E. Vorspohl. Frankfurt am Main (Brandes & Apsel).

Brandchaft, B./Doctors, S./Sorter, D. (2010): *Toward an Emancipatory Psychoanalysis. Brandchaft's Intersubjective Vision.* New York, NY (Routledge). Dtsch. i. Vorbereitung. Frankfurt am Main, 2015 (Brandes & Apsel).

Buirski, P./Haglund, P. (2001): *Making Sense Together. The Intersubjective Approach to Psychotherapy.* New York (Aronson).

Coburn, W. J. (2007): Psychoanalytic complexity: pouring new wine directly in one's mouth. In: *New Developments in Self Psychology Practice.* Hg. von Buirski u. A. Kottler. Northvale, NJ (Aronson).

Coburn, W. J. (2009): Attitudes in psychoanalytiv complexity. An alternative to postmodernism in psychoanalysis. In: *Beyond Postmodernism. New Dimensions in Clinical Theory and Practice.* Hg. von R. Frie u. D. Orange. New York, NY (Routledge).

Dylan, Bob (1967): Chimes of Freedom. Auf: *Another Side of Bob Dylan* (CD). New York (Sony Music Entertainment, Inc.).

Fuqua, P. B. (1999): *Termination: a conceptual history and a contemporary view.* Vortrag: The 22nd Annual International Conference on the Psychology of the Self, Toronto.

Goldberg, A. (2012): *The Analysis of Failure. An Investigation of Failed Cases in Psychoanalysis and Psychotherapy.* New York, NY (Routledge).

Hattie, J. (2011): *Visible Learning for Teachers: Maximizing Impact on Learning.* New York (Routledge).

Heimann, P. (1950): On counter-transference. *International Journal of Psycho-Analysis* 31:81-84.

Heisterkamp, G. (2001): Is Psychoanalysis a cheerless (Freud-less) profession? Toward a psychoanalysis of joy. *Psychoanalytic Quarterly* LXX: 839-870.

Hoffmann, M. T. (2011): *Toward Mutual Recognition. Relational Psychoanalysis and the Christian Narrative.* New York, NY (Routledge).

Jaenicke, C. (2006a): Die Beendigung von Psychoanalysen. Eine selbstpsychologisch-intersubjektive Sicht. In: *Die Beendigung von Psychoanalysen und Psychotherapien. Die Achillesferse der psychoanalytischen Behandlungstechnik?* Hg. von P. Diederichs. Gießen (Psychosozial-Verlag). S. 81-92.

Jaenicke, C. (2006b): *Das Risiko der Verbundenheit – Intersubjektivitätstheorie in der Praxis.* Übers. von E. Vorspohl. Stuttgart (Klett-Cotta).

Jaenicke, C. (2010): *Veränderung in der Psychoanalyse. Selbstreflexionen des Analytikers in der therapeutischen Beziehung.* Übers. von E. Vorspohl. Stuttgart (Klett-Cotta).

Kohut, H. (1966): Formen und Umformungen des Narzissmus. Übers. von K. Hügel. In: ders., *Die Zukunft der Psychoanalyse. Aufsätze zu allgemeinen Themen und zur Psychologie des Selbst.* Frankfurt am Main (Suhrkamp).

Kohut, H. (1985): *Self Psychology and the Humanities. Reflections on a New Psychoanalytic Approach.* Hg. von C. Strozier. New York (Norton).

Lachmann, F. M. (2000): *Transforming Aggression. Psychotherapy with the Difficult-to-Treat Patient.* New York (Jason Aronson). (2004) Aggression verstehen und verändern. Übers. von E. Vorspohl. Stuttgart (pfeiffer bei Klett-Cotta).

Lachmann, F. M. (2003): *Humor, Spontaneity and Communication in the Therapeutic Process.* Vortrag, Rom.

Lichtenberg, J. D./Lachmann, F. M./Fosshage, J. L. (2011): *Psychoanalysis and Motivational Systems. A New Look.* New York, NY (Routledge).

Orange, D. M. (1995): *Emotional Understanding. Studies in Psychoanalytic Epistomology.* New York, NY (The Guilford Press). (2004) *Emotionales Verständnis und Intersubjektivität. Beiträge zu einer psychoanalytischen Epistemologie.* Übers. Von W. Ross. Frankfurt am Main (Brandes & Apsel).

Orange, D. M. (2009): Toward the art of the living dialogue. Between constructivism and hermeneutics in psychoanalytic thinking. In: *Beyond Postmodernism. New Dimensions in Clinical Theory and Practice.* Hg. von Frie, R. u. Orange, D. New York, NY (Routledge).

Orange, D. M. (2011): *The Suffering Stranger. Hermeneutics for Everyday Clinical Practice.* New York, NY (Routledge).

Pink Floyd (2011, remastered): Another Brick in the Wall. Auf: *The Wall* (CD). Parlophone Records Ltd.

Rosbrow, T. (1997): From parallel process to development process: A developmental plan/formulation approach to supervision. In: *Conversations in Self Psychology. Progress in Self Psychology* 13. Hg. von A. Goldberg. Hillsdale, NJ (The Analytic Press), s. 149-164.

Safran, J./Proskurov, B. (2008): Alliance, negotiation, and rupture resolution. In: *Handbook of Evidence-Based Psychodynamic Psychotherapy.* Hg. von R. Levy,/J. Ablon/G. O. Gabbard. New York, NY (Humana Press/Springer), S. 201-225.

Scialfa, Patti (1993): Valerie. Auf: *Rumble Doll* (CD). New York, NY (Sony Music Entertainment, Inc.).

Scorsese, M. (2007): *Shine A Light.* Paramount Pictures.

Siegel, A. M. (1996): *Heinz Kohut and the Psychology of the Self.* New York, NY (Routledge).

Stern, D. (2012): Vortrag. SGAPS-Annual Conference. Brunnen, Schweiz.

Stolorow, R. D. (1997): Dynamic, dyadic, intersubjective systems: An evolving paradigm for psychoanalysis. *Psychanalytic Psychology* 14: 337-364.

Stolorow, R. D. (2007): *Trauma and Human Existence. Autobiographical, Psychoanalytic, and Philosophical Reflections.* New York (The Analytic Press).

Stolorow, R. D. (2011): *World, Affectivity, Trauma – Heidegger and Post-Cartesian Psychoanalysis.* New York, NY (Routledge).

Stolorow, R. D. (2013): Intersubjective-systems theory: a phenomenological-contextualist psychoanalytic perspective. *Psychoanalytic Dialogues* 23: 383-389.

Thelen, E./Smith, L. (1994): *A* Dynamic *Systems Approach to the Development of Cognition and Action.* Cambridge, MA (The MIT Press).

Winnicott, D. W. (1965): *The Maturational Processes and the Facilitating Environment*. New York, NY (International Universities Press). (1984) *Reifungsprozesse und fördernde Umwelt.* Übers. von G. Theusner-Stampa. Frankfurt am Main (Fischer).

Danksagung

Dieses Buch hätte nicht ohne die intersubjektiven Felder, in denen es zustande kam, geschrieben werden können. Deshalb geht mein Dank an den Brandes & Apsel Verlag und an Roland Apsel für die Begleitung bei diesem Prozess. Für das stete Finden des richtigen Tons danke ich Elisabeth Vorspohl. Ich bedanke mich bei den Kollegen, die das Manuskript oder Teile davon gelesen und hilfreich kommentiert haben: Dorothee Adam-Lauterbach, Monika Amler, Andreas Bachhofen, Ronald Bodansky, Frank Horsetzky, Angelika Korp, Margit Murr, Lannie Peyton, Nicola Sahhar, Christine Schmidt, Christoph Seidler, Robert Stolorow, Jens Tiedemann und Cordula Zimmermann.

Ich möchte H.-P. Königs danken für seine Unterstützung bei dem Schreiben dieses Buches.

Ich danke George Atwood für seinen unbiegsamen Glauben an die Würde leidender Menschen und für seinen Zuspruch bei schwierigen Stellen im Schreibprozess.

Robert Stolorow war schon immer eine Inspiration bei der Suche nach Authentizität.

Brandes & Apsel

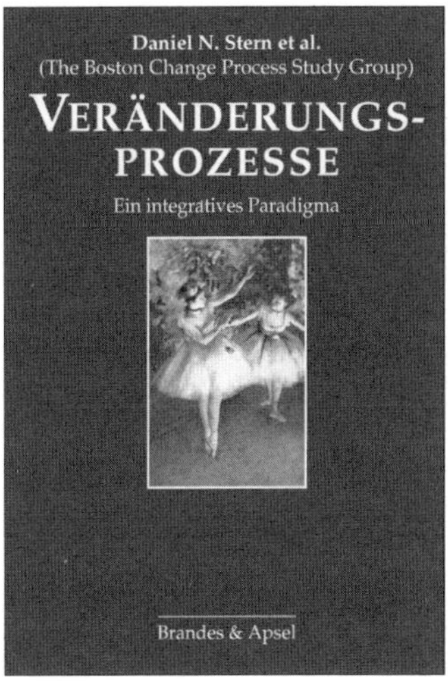

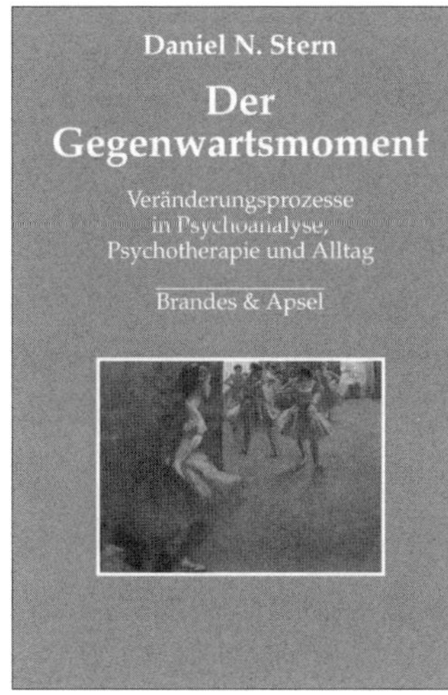

Daniel N. Stern et al.
(The Boston Change Process Study Group)

Veränderungsprozesse

Ein integratives Paradigma

Aus dem Englischen von Elisabeth Vorspohl

280 S., geb., € 29,90
ISBN 978-3-86099-901-1

»Indem die Autoren sowohl die einzigartige Passung der beiden Partner in einer Psychotherapie als auch die potentiellen Brüche anerkennen, die ihre Interaktionen charakterisiert, formulieren sie eine Theorie der Entwicklung und der Behandlung, die jedem Kliniker bei der Durchführung von Psychotherapien und Psychoanalysen eine Orientierungshilfe geben kann.« (*Frank M. Lachmann*)

Daniel N. Stern

Der Gegenwartsmoment

Veränderungsprozesse in Psychoanalyse, Psychotherapie und Alltag

Aus dem Englischen von Elisabeth Vorspohl

288 S., Pb., € 29,–
ISBN 978-3-86099-817-5

»Nichts geringeres strebt Sterns ›Present Moment‹ an, als eine neue metapsychologische Kategorie und eine Methode der Interaktionsanalyse der Psychoanalyse und der Alltagspsychologie zu Grunde zu legen und als Theorie intersubjektiver Verständigungsprozesse zu postulieren.« (*Psyche*)

Unseren Psychoanalysekatalog erhalten Sie kostenlos:
Brandes & Apsel Verlag • Scheidswaldstr. 22 • 60385 Frankfurt am Main
info@brandes-apsel.de • www.brandes-apsel-verlag.de
Fordern Sie unseren Newsletter kostenlos an: newsletter@brandes-apsel.de

Brandes
&Apsel

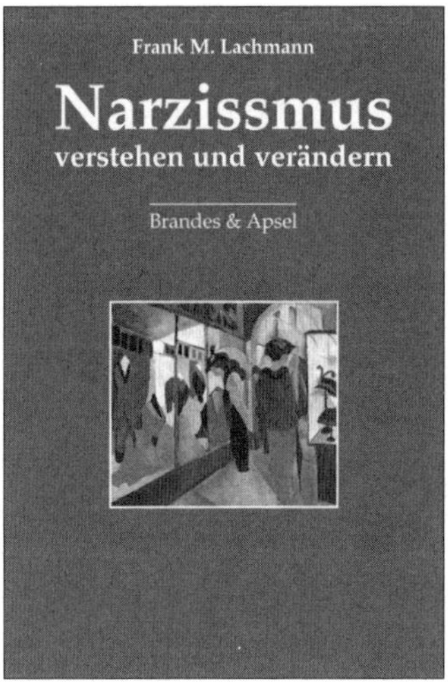

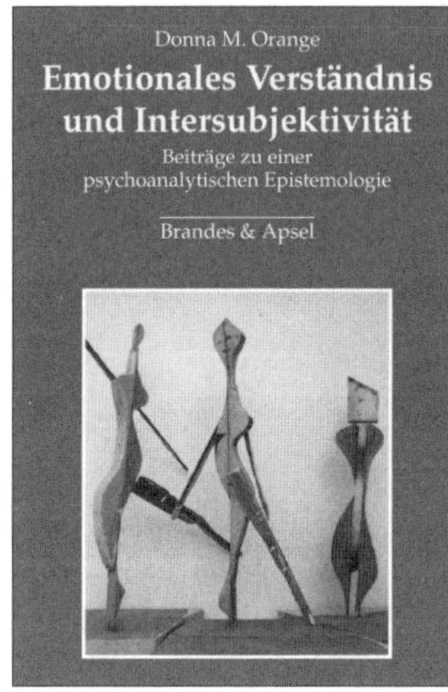

Frank M. Lachmann

Narzissmus
verstehen und verändern

304 S., geb., € 29,90
ISBN 978-3-86099-632-4

Lachmann entwickelt die bahnbrechenden Untersuchungen Kohuts weiter, indem er den Stellenwert der nonverbalen Kommunikation und dyadischen Interaktion beleuchtet. Er zeigt auf, wie die analytische Therapie den Narzissmus hin zu einem produktiven Leben verändern kann.

Seine Falldarstellungen sind gleichermaßen lehrreiche wie gehaltvolle Beispiele für die besonnene und respektvolle Haltung, die die therapeutischen Beziehungen prägen. Diese gehaltvolle Buch ist für Psychotherapeuten jeder theoretischen Orientierung wertvoll und für die Praxis geschrieben.

Donna M. Orange

Emotionales Verständnis
und Intersubjektivität

Beiträge zu einer
psychoanalytischen Epistemologie

288 S., geb., € 29,–
ISBN 978-3-86099-781-9

Für Orange ist der Schlüssel psychoanalytischer Arbeit die emotionale Heilung, die aus dem verbalen und nonverbalen Zusammenspiel von Patient und Analytiker besteht.

»Sie bahnt den intersubjektiven Weg zum Verständnis des Patienten, wobei die Empatie, verstanden als stellvertretende Introspektion, den Zugang in die Erlebniswelt des Patienten bereitet.«
(*D. Becker, Psyche*)

»Ein brillantes und schönes Buch der Philosophin Psychoanalytikerin Donna Orange.«
(*Robert D. Stolorow*)